LE TRAITEMENT

DES

Maladies des Voies Respiratoires

des Enfants

aux Stations Thermales Françaises

PAR LE

Dr CARRON DE LA CARRIÈRE

Président de la Société d'Hydrologie médicale de Paris
Vice-Président de la Société de Médecine de Paris

PARIS

VIGOT Frères, Éditeurs

23, Place de l'Ecole-de-Médecine, 23

1911

LE TRAITEMENT

DES

Maladies des Voies Respiratoires des Enfants

aux Stations Thermales Françaises

LE TRAITEMENT

DES

Maladies des Voies Respiratoires

des Enfants

aux Stations Thermales Françaises

PAR LE

Dr CARRON DE LA CARRIÈRE

Président de la Société d'Hydrologie médicale de Paris
Vice-Président de la Société de Médecine de Paris

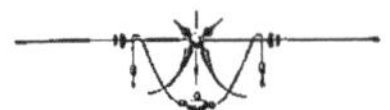

PARIS

VIGOT Frères, Éditeurs

23, Place de l'Ecole-de-Médecine, 23

1911

Le Traitement des Maladies des Voies Respiratoires des Enfants

aux Stations Thermales Françaises

Par le Docteur CARRON DE LA CARRIÈRE

Président de la Société d'Hydrologie médicale de Paris
Vice-Président de la Société de Médecine de Paris

L'emploi des cures hydrominérales françaises, dans les maladies des voies respiratoires, constitue un des chapitres les plus intéressants et les plus variés de la thérapeutique infantile. Mais c'est un sujet beaucoup trop vaste pour que je puisse avoir la prétention d'en faire un exposé complet dans cette seule Conférence. Je tâcherai seulement de donner un tableau d'ensemble de cette médication si puissante, d'en poser les indications cliniques, d'en montrer les applications dans plusieurs Stations, choisies comme types de *Stations d'enfants*.

Je me placerai sur le terrain de la pratique quotidienne : Etant donné un enfant atteint, d'une façon chronique, dans ses voies respiratoires, dans quel cas devons-nous l'envoyer aux Eaux et à quelle Station ? Pour pouvoir répondre à cette question, il est nécessaire de posséder plusieurs renseignements :

Il nous faut tout d'abord établir quelles sont, parmi ces maladies, celles qui sont justiciables de la cure hydro-minérale et à quelle période de leur évolution elles en retirent un bénéfice supérieur à tout autre traitement. Il nous faut aussi savoir quelles sont, parmi les Stations françaises, si nombreuses, celles dont les ressources hydrologiques et climatiques sont applicables aux malades des voies respiratoires et quelles sont, parmi ces Stations, celles qui méritent plus spécialement l'étiquette de *Stations d'enfants*. Enfin, il est indispensable d'avoir, sur chacune de ces Stations, quelques notions techniques, succinctes, mais bien précises, sur la composition des eaux, leur mode d'emploi principal, leurs effets thérapeutiques, etc.

Tels sont les différents points que je me propose d'esquisser rapidement. Je voudrais que mes paroles puissent refléter mon *entière conviction* dans cette thérapeutique dont j'ai si souvent constaté les heureux effets chez mes petits malades.

Je diviserai ma Conférence en deux parties :

La PREMIÈRE PARTIE sera consacrée aux **Affections des voies respiratoires inférieures ou intra-thoraciques,** c'est-à-dire à celles qui concernent les *bronches,* les *poumons,* les *plèvres.*

Dans la SECONDE PARTIE, j'étudierai les **Affections des voies respiratoires supérieures ou extra-thoraciques,** c'est-à-dire celles du *nez, du cavum, du pharynx.*

I

Les **Affections des bronches, du poumon, de la plèvre,** qui, chez l'enfant, sont justiciables de la thérapeutique thermale, peuvent être rangées en trois catégories :

1° Celles qui relèvent de l'*arthritisme,* qui ne sont qu'une localisation de cette diathèse sur les voies respiratoires ;

2° Celles qui sont dues à l'*infection tuberculeuse ;*

3° La troisième catégorie, la plus nombreuse, comprend tous les *reliquats,* toutes les *séquelles* des *infections broncho-pulmonaires aiguës : broncho-pneumonie, bronchite capillaire, convalescence* de *rougeole,* de *coqueluche,* de *pneumonie,* de *pleurésie, adénopathie trachéo-bronchique* non tuberculeuse, *bronchite chronique, dilatation* des *bronches.*

1. La pathogénie, la nature, l'essence de l'arthritisme sont toujours obscures et le champ reste libre aux hypothèses. Mais les manifestations cliniques, multiples et variées de cette diathèse, présentent toujours, quel que soit l'organe sur lequel elles apparaissent, des caractères bien spéciaux qui traduisent une *irritabilité intense des muqueuses* et une *tendance excessive* aux *congestions.* Aussi l'appellation de *diathèse congestive* mérite d'être conservée, car elle résume d'un mot les *phénomènes fluxionnaires,* subits et de courte durée, qui caractérisent toutes les manifestations cliniques de l'arthritisme.

Chez l'enfant, fils de goutteux, de graveleux, de diabétique, de rhumatisant, d'obèse, d'asthmatique, d'eczémateux, de migraineux, etc., chez l'enfant, en un mot, prédisposé par son hérédité, les manifestations de l'arthritisme sur les voies respiratoires sont fréquentes : elles apparaissent dès la première enfance et peuvent porter sur toutes les parties de l'arbre aérien : nez, pharynx, larynx, trachée, bronches, poumons ; quelle que soit leur localisation, elles se traduisent par une inflammation d'apparence banale, mais ayant, dans son évolution, les allures bien spéciales de la *diathèse congestive*, quel que soit l'organe sur lequel elle se développe, à savoir : *brusquerie d'apparition — intensité immédiate des phénomènes fébriles, congestifs, spasmodiques — rapidité de disparition — répétition fréquente en hiver, pendant la saison froide, plus rare, en été, pendant la saison chaude.*

L'enfant atteint de *bronchite arthritique* est pris, d'emblée ou consécutivement à un coryza banal, à une laryngite simple, de fièvre 39°, 40° ; la dyspnée est hors de proportion avec le peu de râles disséminés dans sa poitrine ; 24 à 36 heures après le début, la température tombe, la poitrine se remplit de râles sibilants et ronflants, la sécrétion catarrhale devient très abondante, l'état général est satisfaisant et la guérison rapide est la règle.

La *congestion pulmonaire* présente la même soudaineté : au cours d'un rhume banal, ou, sans aucun malaise antérieur, l'enfant présente de l'oppression et de la fièvre ; s'il est assez âgé, il accuse un point de côté ; à l'auscultation, on perçoit un petit foyer de râles crépitants fins et de frottements pleuraux : pleuro-pneumonie, début de broncho-pneumonie, tel est souvent le premier diagnostic ; très rapidement, quelquefois dès le lendemain, la température tombe de 40° à 37° ; au bout de 2 ou 3 jours la résolution est complète.

Au degré maximum de la diathèse, les enfants peuvent avoir de véritables crises d'*asthme*, dès l'âge de 3 ans environ, et même plus jeunes. Leur accès est caractérisé par une oppression considérable au point de provoquer de la cyanose, et par une abondante sécrétion bronchique ; l'accès diffère de celui de l'adulte par cette plus grande abondance du catarrhe bronchique ; le diagnostic peut, au début, être hésitant avec la bronchite capillaire ou la broncho-pneumonie. De plus, tandis que, chez l'adulte, l'asthme dit *essentiel* est plus fréquent — parce que la cause occasionnelle de la crise est moins facilement dépistée — chez les petits prédisposés, héréditaires, l'asthme est dit souvent *symptomatique* parce qu'il est plus aisé de reconnaître le point de départ du réflexe que provoque la crise : coryza chronique, végétations adénoïdes (asthme nasal), tuberculose, adénopathie trachéo-bronchique (asthme ganglionnaire)

Dans toutes ces affections respiratoires arthritiques, le choix de la cure thermale est facile à faire ; nous sommes en présence : 1° au point de vue général, de la diathèse dite congestive, du neuro-arthritisme ; 2° au point de vue local, de poussées fluxionnaires, subites, de courte durée et récidivantes. Le *Mont-Dore, par son action générale antiarthritique, par ses effets sédatifs et décongestionnants sur tout l'arbre aérien*, est la station de choix. Son action bienfaisante est constante, parfois merveilleuse : une première cure amène toujours une atténuation dans la fréquence désespérante des récidives de ces fluxions respiratoires : plusieurs cures successives sont assez puissantes, chez l'enfant, pour enrayer, dans l'avenir, toute manifestation arthritique respiratoire.

D'ailleurs, le traitement de l'asthme, à tous les âges de la vie, a consacré la réputation universellement reconnue du Mont-Dore.

2. Chez le *tuberculeux pulmonaire*, les eaux minérales rendent de grands services, aussi bien chez le prédisposé, le prétuberculeux, que chez le tuberculeux confirmé.

Dans le premier cas, la cure est une puissante ressource prophylactique pour lutter contre la déminéralisation de l'organisme, aider à son relèvement général et stimuler la défense contre l'infection menaçante.

Le prédisposé, le suspect, le *prétuberculeux* est, d'ordinaire, un lymphatique, avec ou sans hérédité bacillaire, qui présente rhumes et bronchites à répétition, survenant sans cause appréciable, évoluant lentement, sans réaction fébrile importante.

Dans l'intervalle de ces rhumes, il présente le type chloro-anémique, à réaction torpide : micropolyadénite cervicale et médiastine, maigreur rebelle à la meilleure hygiène, croissance insuffisante jusqu'à 8 ou 10 ans, exagérée à partir de 15 ou 16 ans, malformation du thorax, rétréci à la partie supérieure, élargi à la base. Ce sont ces enfants qui devront aller à *La Bourboule,* dont les eaux arsenicales et chlorurées sont éminemment reconstituantes.

Il est un autre type de prétuberculeux qui, en raison de son hérédité arthritique, a une réaction toute différente : les poussées bronchitiques ont des allures congestives, éréthiques, voire même asthmatiformes ; ces enfants sont justiciables de la cure anticongestive du *Mont-Dore.*

Dans la *tuberculose confirmée,* la cure thermale, médication essentiellement générale, agissant sur l'organisme tout entier, réalise la meilleure cure du terrain ; celle-ci n'est-elle pas encore aujourd'hui la base de la thérapeutique de la tuberculose ? De plus, quoique aucune eau n'ait d'action directe sur le bacille, le traitement hydro-minéral exerce sur la lésion locale parenchymateuse, bronchique, pleurale, ganglionnaire, une action très favorable, à la fois décongestionnante, sédative, cicatrisante. Cette heureuse influence est encore plus manifeste sur les lésions du voisinage : les exsudats sont résorbés, les zones pérituberculeuses sont décongestionnées, la perméabilité du parenchyme pulmonaire est rétablie à leur niveau : les sécrétions bronchiques, les suppurations locales surajoutées sont taries ; les adhérences pleurales sont assouplies ; enfin, l'amplitude respiratoire se trouve augmentée, la ventilation pulmonaire se fait mieux ; au total, toutes conditions favorables pour aider à la cicatrisation fibro-calcaire.

Le *choix de la station* se fera d'après l'étude minutieuse de l'état général du malade et du degré de l'évolution de sa lésion : il est très important de ne prendre une décision qu'avec une connaissance approfondie des effets stimulants ou calmants de chaque cure ; plus que dans tout autre cas, l'envoi à une station n'est jamais chose indifférente : bienfaisante, dans des proportions qui dépassent souvent les prévisions au départ, si elle est bien adaptée aux indications cliniques actuelles, la cure thermale peut, au contraire, si elle est trop excitante, favoriser une poussée bacillaire.

A la période initiale, caractérisée par des signes de *congestion* ou de *pleurite, localisée d'un sommet,* avec toux sèche, avec état général satisfaisant, avec ou sans adénopathie bronchique, loin de toute poussée fébrile, le *Mont-Dore* est particulièrement indiqué : dans toutes les localisations parenchymateuses et pleurales, la cure Mont-Dorienne est très efficace pour rétablir la perméabilisation des zones périlésionnales congestionnées ou pour assouplir les adhérences pleurales.

Si, avec le même minimum de lésions, l'*état général prédomine* sur l'état local : grand amaigrissement, anémie profonde, pâleur, éreintement, torpeur générale et apyrexie complète, mieux vaut *La Bourboule* ou les *Sulfureux,* tels que *Saint-Honoré, Allevard.*

Si la localisation, au lieu d'être parenchymateuse ou pleurale, est surtout *bronchitique* avec sécrétion catarrhale, ou muco-purulente, avec dilatation des bronches, signes pseudo-cavitaires, forme spéciale aux enfants, les *cures Sulfureuses* sont particulièrement indiquées : *Saint-Honoré, Allevard,* etc.

3. Nous abordons maintenant la troisième et dernière catégorie des malades respiratoires intra-thoraciques justiciables des cures thermales. La majeure partie est formée par les enfants qui, à la suite d'*infections broncho-pulmonaires aiguës, graves — broncho-pneumonie, bronchite capillaire, bronchite généralisée* — quelle qu'en soit l'origine, grippe, rougeole, coqueluche, ont une convalescence longue et conservent de cette atteinte une prédisposition spéciale aux inflammations de l'arbre aérien. Toute inflammation prolongée des bronches ou des poumons laisse forcément après elle des lésions anatomiques variées, plus ou moins accentuées : *emphysème, adénopathie trachéo-bronchique, induration parenchymateuse localisée, bronchite persistante, dilatation des bronches.* Ces stigmates de l'infection ancienne se groupent diversement sur chaque sujet, tantôt isolés, tantôt associés entre eux et persistent longtemps. Nous en avons tous vu de ces enfants qui, à la suite de broncho-pneumonie, contractent rhumes et bronchites pour un refroidissement banal. Cet état se prolonge six mois, un an, parfois davantage ; l'hiver, toute sortie est impossible, l'état général périclite, l'enfant s'anémie : heureux encore quand une localisation pulmonaire persistante ne fait pas craindre une invasion bacillaire.

Eh bien ! c'est précisément dans ces cas tenaces, graves, que les cures hydro-minérales, judicieusement choisies, sont toutes-puissantes : elles réussissent alors que tous les autres traitements ont échoué, elles sont le meilleur, le seul moyen à employer pour en terminer, tant au point de vue local de phénomènes congestifs persistants à combattre qu'au point de vue général, d'une évolution bacillaire possible à enrayer.

Ce qui est vrai pour les conséquences des broncho-pneumonies l'est parfois également, à quelques nuances près, pour la *convalescence de la rougeole et de la coqueluche.* Ces deux maladies ont le fâcheux privilège d'être particulièrement vulnérables aux organes de la respiration ; on ne voit que trop souvent, à leur suite, tout l'appareil respiratoire présenter une fragilité, une susceptibilité inquiétantes.

C'est encore dans les cures thermales que l'on trouvera la thérapeutique la plus active dans nombre d'autres troubles respiratoires chroniques :

Chez l'ancien *pleurétique,* pour assouplir ses adhérences, pour le mettre en meilleur état de résistance vis-à-vis de la bacillose dont son épanchement était peut-être la première manifestation ;

Chez le *pneumonique,* qui conserve un noyau de sclérose lobaire dont la nature peut prêter à suspicion, surtout quand il siège au sommet ;

Chez le *bronchitique chronique* avec ou sans *dilatation* des *bronches,* pour tarir des sécrétions tenaces ;

Chez l'*adénopathique trachéo-bronchique non tuberculeux* dont la tuméfaction ganglionnaire est en rapport avec des infections banales : par exemple, et le plus souvent, les végétations adénoïdes.

Pour satisfaire aux indications thérapeutiques multiples de ces diverses affections, nous avons à notre disposition trois espèces d'Eaux, absolument différentes à tous les points de vue : comme composition, comme mode d'emploi, comme effet thérapeutique : une eau chaude, alcaline, peu minéralisée, le *Mont-Dore ;* une eau également chaude, mais fortement minéralisée, arsenicale et chlorurée, *La Bourboule,* et toute la classe des eaux sulfureuses : *Eaux-Bonnes, Cauterets, Enghien, Luchon, Amélie, Ax, etc.; Allevard et Saint-Honoré* sont peut-être les plus spécialement applicables aux enfants à cause de leur action douce, peu excitante et leur mode d'emploi facilement supporté par les jeunes sujets. Le choix à établir entre ces Stations ne peut se faire que par la connaissance détaillée des effets produits par chacune de leurs cures ; on peut en résumer les grandes lignes de la façon suivante :

La cure du *Mont-Dore* est surtout efficace quand l'indication principale est : soit de produire un effet sédatif, antispasmodique sur le système nerveux respiratoire, soit de décongestionner le parenchyme pulmonaire, de rétablir sa perméabilité quand il est congestionné chroniquement, soit d'assouplir des adhérences pleuro-corticales.

Le client de *La Bourboule* sera le lymphatique, l'anémié, le déprimé, celui qui a surtout besoin d'un traitement général reconstituant, tel le lymphatique atteint d'adénopathie trachéo-bronchique non tuberculeuse.

Les eaux sulfureuses, *Allevard, Saint-Honoré* notamment, conviendront quand, en outre de l'action tonique générale, de l'action sédative locale, il faut agir contre l'atonie des fibres musculaires lisses, comme dans la dilatation des bronches ou quand il faut tarir les sécrétions catarrhales ou purulentes des muqueuses, comme dans toutes les bronchorrhées. Dans toutes les suppurations des voies respiratoires, l'indication des cures sulfureuses est formelle.

Si on se place au point de vue de l'état constitutionnel du petit malade, on peut dire que, d'une façon générale, les arthritiques, tous ceux qui relèvent de la *diathèse congestive*, de souche goutteuse, rhumatisante, sont tributaires du *Mont-Dore* en première ligne, d'*Allevard* ensuite.

Pour les lymphatiques, les déprimés, les affaiblis, tous ceux qui ont besoin d'être tonifiés, remontés : *La Bourboule, Saint-Honoré*.

Nous allons maintenant étudier isolément quelques-unes de ces Stations, en choisissant, parmi les eaux Alcalines, Arsenicales, Sulfureuses, plusieurs qui peuvent être prises comme des types de STATIONS D'ENFANTS (1).

(1) Cette Conférence était accompagnée de 90 projections montrant la situation topographique et la technique de cure (inhalations, humage, pulvérisation, bain hyperthermal, etc.) des Stations : Mont-Dore, La Bourboule, Saint-Honoré, Allevard, Challes, Luchon.

MONT-DORE

Le Mont-Dore est situé au centre de la France, dans le département du Puy-de-Dôme, en plein massif volcanique du Plateau Central.

La vallée (fig. 1), très étroite, a une direction Nord-Sud. Elle est limitée par des montagnes, couvertes de végétation intense, prairies naturelles, sapins, hêtres : au Sud, le Sancy (1.886 mètres), à l'Est, la montagne de l'Angle (1.537 mètres), à l'Ouest, le Capucin (1.465 mètres).

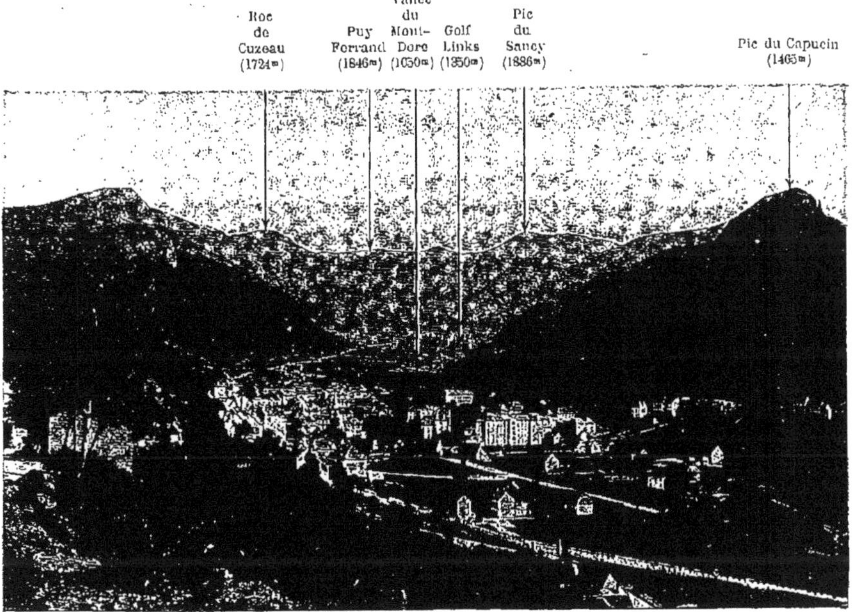

(Fig 1). — Vue génèralé du Mont-Dore

L'*altitude* est de 1,050 mètres. C'est la station française la plus élevée après les Escaldes (1.350 mètres) et Barèges (1.250 mètres).

On y trouve tous les avantages du *climat de montagne* (air pur, gymnastique respiratoire automatique, augmentation de la capacité respiratoire), mais aussi parfois l'inconvénient possible de variations

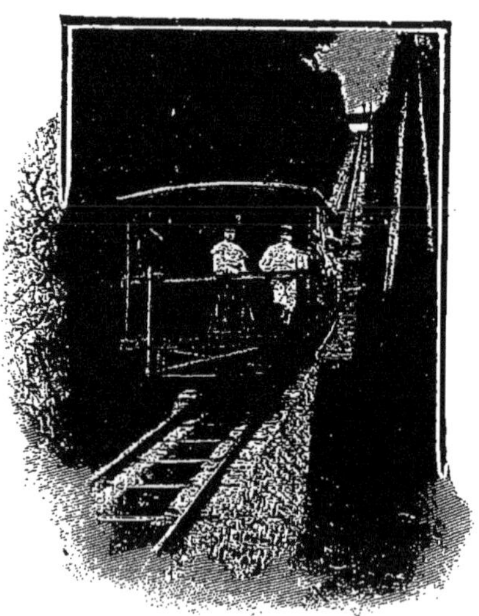

(Fig. 2). — Funiculaire du Mont-Dore

brusques de température : il est nécessaire, comme toujours en montagne, d'apporter des vêtements d'été et des vêtements d'hiver.

Les effets reconstituants et toniques de la *cure d'altitude* font donc partie intégrante et inévitable de la médication Mont-Dorienne. Pendant tout son séjour, le malade vit à une altitude minimum de 1.050 mètres. De plus, des sentiers en pente douce, ingénieusement combinés sur les flancs de la montagne de l'Angle et du Capucin, les uns ombragés, les autres découverts, permettent aux malades de monter à des altitudes plus élevées, sans fatigue, exposés ou non à leur gré aux rayons du soleil.

Un funiculaire électrique (fig. 2) conduit en cinq minutes sur le Plateau du Capucin (1,300 mètres) ; immense parc naturel au milieu d'une forêt de hêtres et de sapins séculaires, merveilleusement disposé pour la cure d'air : les malades y passent la plus grande partie de leur après-midi.

Douze sources jaillissent des rochers volcaniques de la montagne de l'Angle : eau chaude (40° à 47°), abondante (950.000 litres par vingt-quatre heures). La minéralisation totale est de 2 grammes par litre, dont la moitié formée par des bicarbonates divers (soude, chaux, fer, magnésie, lithine, etc.), auxquels s'ajoutent un peu de chlorure de sodium (35 centigr.), arséniate de soude (1 milligr.) et 15 centigr. de silice. Les gaz y sont très abondants, l'acide carbonique surtout.

En résumé : *eau chaude, gazeuse, bicarbonatée mixte, arsenicale, ferrugineuse, siliceuse* (la plus siliceuse des eaux françaises).

Bicarbonate de soude	0,542	
— de chaux	0,341	
— de magnésie.	0,173	1,127
— de potasse.	0,031	
— de fer	0,032	
— de lithine	0,038	
Chlorure de sodium.	0,365	
Arséniate de soude	0,001	
Silice.	0,160	
Sulfate de soude	0,075	

GAZ. — Pour 100 volumes (Parmentier) :

Acide carbonique.	99,50
Azote.	0,49
Argon	0,01
Pas trace d'oxygène.	

Par litre d'eau :

Acide carbonique libre (Willm).	350 cc.
Azote libre (Lefort)	14 cc.
Hélium (Moureu)	0,006 °/₀
Radioactivité (Curie et Laborde).	0,33 °/₀

(4 jours après puisement et transport à Paris)

L'analyse chimique ne donne pas l'explication de la puissance de ces eaux : c'est un des nombreux exemples de ce fait, fréquent en hydrologie : il est impossible de déduire de la composition chimique l'action thérapeutique de l'eau.

L'*Établissement Thermal* (fig. 3) a été construit sur la montagne de l'Angle, au niveau même des points d'émergence des sources. Celles-ci jaillissent à l'intérieur de l'Etablissement et sont utilisées immédiatement dès leur sortie du rocher.

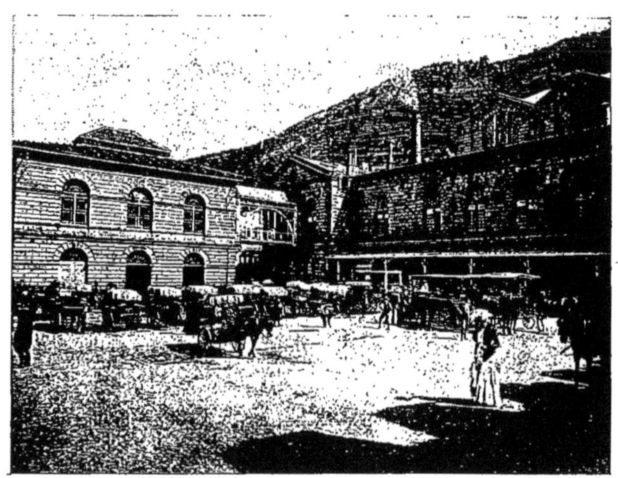

(Fig. 3). — Etablissement Thermal
construit sur la montagne de l'Angle au niveau du point d'émergence des Sources

Cet Etablissement, de construction récente, peut être cité comme un modèle par ses aménagements, conformes à toutes les exigences de l'hygiène moderne et de l'asepsie rigoureuse : tous les murs sont recouverts d'enduits imperméables, les planchers en ciment ou en mosaïque sont canalisés, le balayage à sec est prohibé ; deux fois par jour, après chaque service, toutes les pièces sont lavées à grande eau à la lance.

Le Mont-Dore fut connu dès la plus haute antiquité : des conduits en bois silicifiés retrouvés dans les fouilles prouvent qu'il fut utilisé par les *Gaulois*. On a retrouvé de nombreux vestiges de *Thermes*

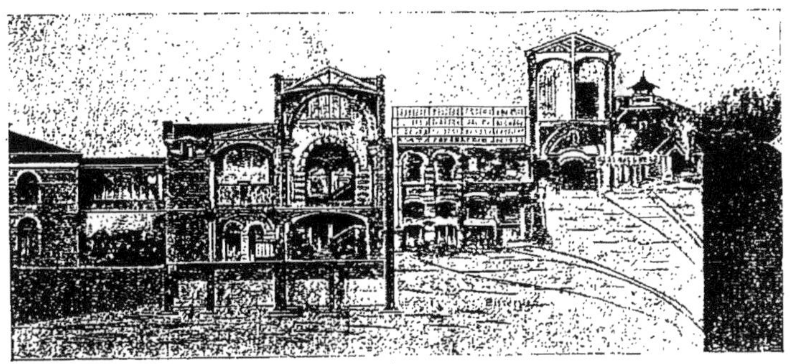

(Fig. 4). — Coupe de l'Etablissement

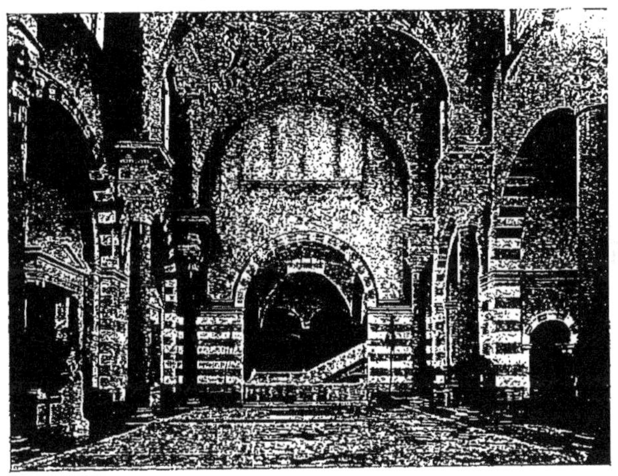

(Fig. 5). — Grand Hall de l'Etablissement

Romains qui durent être très importants : cette louve (fig. 6), cette colonne (fig. 7) en sont conservées comme des reliques précieuses. Il semble même que, dès cette époque, la spécialisation

2

respiratoire du Mont-Dore était déjà affirmée, ainsi que le prouverait ce buste du *Vieux Romain* (fig. 8) dont la poitrine bombée, les épaules soulevées, symbolisent l'emphysémateux, l'asthmatique qui, déjà à cette époque, était probablement, comme aujourd'hui, le client habituel du Mont-Dore.

Les sources jaillissent dans l'Établissement, directement du rocher sans l'intermédiaire d'aucun tuyautage. L'eau est captée au griffon même et consommée immédiatement sans aucune manipulation, ni transport, ni refroidissement. L'eau est véritablement bue à son état naissant avec toutes ses qualités vivantes, physiques, chimiques naturelles. Chaque griffon est recouvert d'un vitrage qui le protège de toutes les impuretés extérieures.

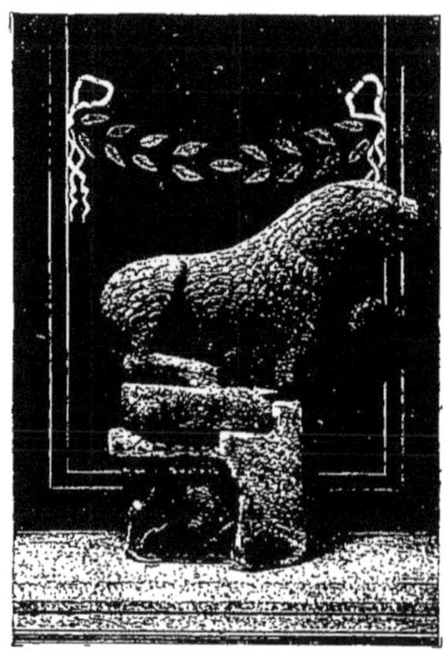

(Fig. 6)

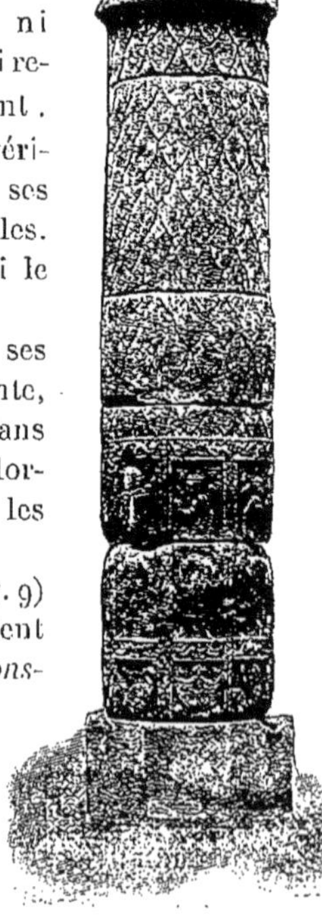

(Fig. 7)

L'eau a un goût légèrement piquant dû à ses gaz ; sa saveur est surtout styptique, astringente, à cause du fer qu'elle contient. En ingestion dans l'estomac, elle stimule la sécrétion de l'acide chlorhydrique, elle est surtout bien supportée par les hypopeptiques.

L'action thérapeutique de l'eau en *boisson* (fig. 9) a pu être dissociée chez des malades qui en usaient à l'exclusion de tout autre traitement : *action reconstituante* par l'absorption de sels de fer, d'arsenic, de chaux ; action *antiarthritique* prouvée par l'augmentation des décharges uratiques : la seconde semaine de la cure est souvent marquée par une expulsion abondante d'acide urique et de sables urinaires, aussi les malades la dénomment-ils souvent « la semaine des sables ». Enfin l'eau, en boisson, a sur la muqueuse respiratoire un *effet local analogue à celui produit par les balsamiques* : elle fluidifie les sécrétions, facilite l'expectoration et contribue à la cicatrisation des lésions superficielles.

*
* *

L'*inhalation*, qu'on appelle au Mont-Dore *aspiration*, est l'élément fondamental de la cure : elle est réalisée par le séjour plus ou moins prolongé dans de vastes salles (fig. 10), remplies d'un brouillard humide, chaud et épais.

La fabrication de ce brouillard médicamenteux est obtenue par le procédé suivant : 1° au niveau du plancher, on fait arriver de la vapeur résultant de la vaporisation de l'eau minérale élevée brusquement à une température de 140° à 150°. Cette vapeur entraîne avec elle de l'eau minérale, pulvérisée dans le sous-sol, sur le parcours de cette vapeur, avant son arrivée dans la salle. 2° au niveau

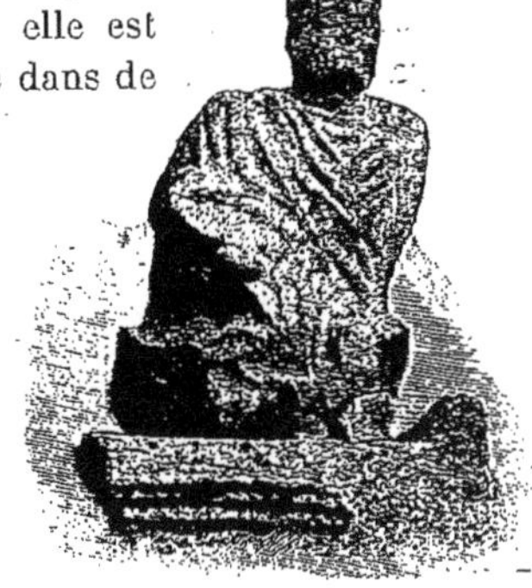

(Fig. 8). — Le vieux Romain

du plafond, on projette dans la salle l'eau minérale poudroyée par l'air comprimé.

Il en résulte une buée humide, chaude, épaisse, dont la compo-

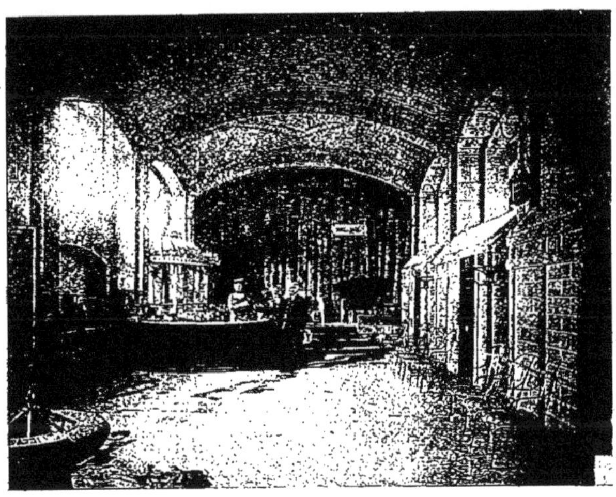

(Fig. 9). — La Source du Panthéon

sition est formée de vapeur d'eau, des divers éléments composant l'eau minérale (silice, fer, arsenic, soude) et de gaz acide carbonique en grande quantité, quinze à vingt fois plus que dans l'air atmosphérique.

La température des salles est maintenue constante par un système de ventilation à 28°, 30°, 32".

Trente-quatre salles, ainsi aménagées, permettent de soigner un grand nombre de malades à la fois.

L'inhalation est pratiquée le matin de bonne heure. L'enfant doit revêtir un costume spécial tout en flanelle. Pour les garçons : (fig. 11) pantalon large et enveloppant les pieds, veston avec capuchon, chemise

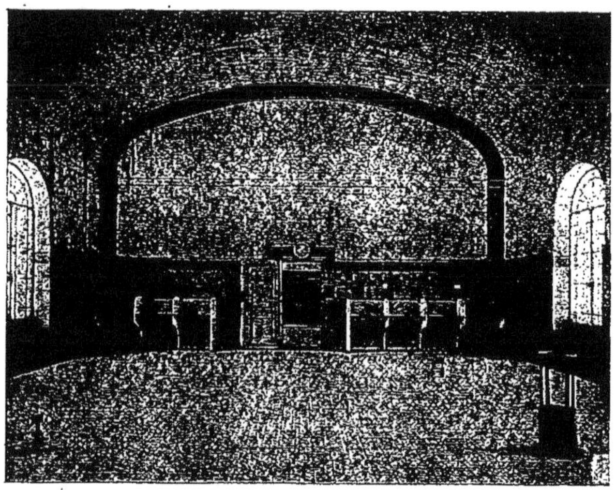

(Fig. 10). — Salle d'Inhalation

et gilet de flanelle, snow-boots ou chaussures de toile caoutchoutée dites de bains de mer. Pour les petites filles : même pantalon à pieds, mêmes chaussures, mante avec capuchon, jupe de flanelle, bonnet en toile cirée, chemise et gilet de flanelle.

Avant d'entrer dans la *salle d'aspiration*, l'enfant laisse au vestiaire les vêtements de dessus et conserve : le garçon, gilet et pantalon de flanelle ; la fillette, même pantalon, plus le jupon de flanelle et son bonnet.

Quand on pénètre la première fois dans la salle, on a l'impression — tellement le brouillard est épais — que l'on n'y verra pas assez pour se diriger et qu'on aura peine à y respirer : les enfants s'y habituent très rapidement, ils marchent, se promènent, causent, s'amusent entre eux : ceux qui entrent dans la salle en crise d'oppression (asthmatiques) ressentent bientôt un grand soulagement.

Cette buée humide et chaude envahit tout l'arbre aérien, depuis la cavité nasale jusqu'aux alvéoles pulmonaires : nez, pharynx, larynx, trachée, bronches, poumons ; elle pénètre dans toutes les anfractuosités (méats, sinus). Cette pénétration est encore facilitée par ce fait que l'enfant marche et cause : il réalise ainsi une sorte de gymnastique respiratoire qui augmente l'amplitude de la dilatation thora-

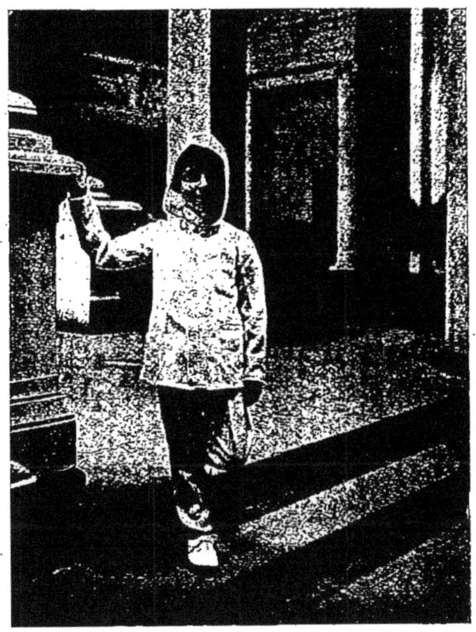

(Fig. 11). — Costume du Mont-Dore

cique, il respire d'autant plus largement les vapeurs médicamenteuses au milieu desquelles il est plongé, il les fait d'autant plus activement pénétrer dans toutes les parties de l'appareil respiratoire.

Les *résultats* de ce contact humide et chaud prolongé sur toute la muqueuse respiratoire sont multiples :

C'est tout d'abord une *médication topique*, *locale*, comparable à celle que produit sur un tégument enflammé un topique émollient, cataplasmant. C'est un véritable cataplasme, un véritable bain de vapeurs et d'eau minérale chaude sur toutes les voies respiratoires.

Et cet *effet cataplasmant* se traduit de trois façons :

a) Le système nerveux respiratoire subit une action *sédative* remarquable, dont la meilleure preuve est donnée par l'*asthmatique* qui entre dans la salle en pleine crise et qui est soulagé très rapidement. Cette action sédative immédiate devient définitive et permanente à la fin de la cure et, pendant les mois qui suivent, les crises d'asthme sont très espacées, quelquefois supprimées.

b) Les sécrétions de toutes les voies respiratoires : nez, larynx, bronches, sont fluidifiées et un peu augmentées : leur *expulsion mécanique* en est d'autant facilitée, ainsi que celle de tous les microbes qui existent à la surface de la muqueuse.

c) Toute la *muqueuse est décongestionnée*, l'expectoration devient moins colorée et se tarit progressivement à mesure que l'irritation des glandes diminue. La *décongestion du parenchyme pulmonaire* se traduit par la résolution des exsudats, le retour de la perméabilité et la réapparition du murmure vésiculaire dans les zones de congestion chronique, autour d'anciens foyers broncho-pneumoniques, par exemple.

En outre de cette action topique locale, l'inhalation produit une *action générale* due à l'absorption de l'eau minérale par la muqueuse. Pendant toute la durée du séjour dans la salle, il se produit au niveau des voies respiratoires une absorption inévitable en raison de la puissance d'absorption bien connue de la muqueuse et de sa vaste étendue. De telle sorte qu'un malade qui n'est soumis qu'aux aspirations, sans utiliser la boisson, boit tout de même, et en grande quantité.

La durée du séjour dans la salle varie de quinze à soixante minutes.

A sa sortie de la salle, l'enfant reprend ses vêtements : veston de flanelle, manteau, qui ont été conservés dans une étuve chaude. Puis il est transporté dans une chaise à porteurs (fig. 12) d'abord à la source, où il boit un verre d'eau, puis à son hôtel, où il trouve son lit bassiné pour y séjourner pendant une heure.

*
* *

On n'a recours chez les enfants qu'en des cas exceptionnels aux *demi-bains hyperthermaux* (fig. 13), qui sont une des pratiques les plus curieuses du Mont-Dore et qui constituent une médication *révulsive* des plus énergiques.

Ces bains sont pris dans des cuves creusées dans le rocher au niveau même des griffons : le point d'émergence de la source est au fond de cette piscine, le bain est pris à eau courante, à la température constante de la source, 40° environ; le malade est assis, ayant de l'eau jusqu'à la base de la poitrine, pendant quatre à dix minutes seulement, en contact avec cette eau, qui possède toutes ses qualités natives de chaleur, d'électricité, de radioactivité, de composition chimique; il respire en même temps tous les gaz qui s'en échappent et bouillonnent à sa surface.

Après le bain, le malade revêt son costume de flanelle et retourne en chaise à porteurs à son hôtel pour se remettre au lit pendant une heure.

Le premier effet des demi-bains hyperthermaux est la sudation de

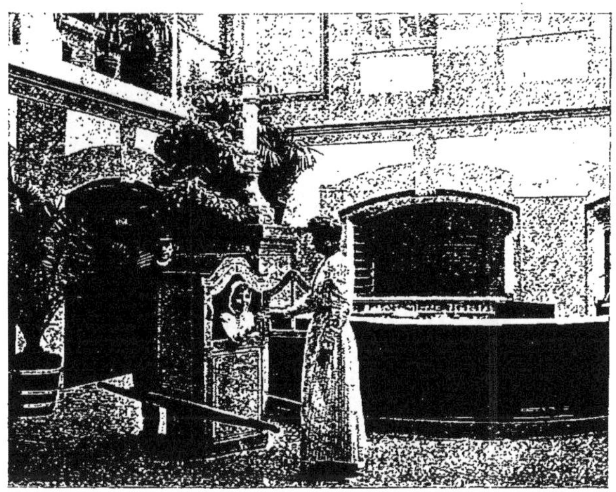

(Fig. 12)

la moitié supérieure du corps et une rubéfaction intense de toutes les parties inférieures immergées dans l'eau. Ils attirent le sang à la périphérie et produisent une stimulation et une dérivation très énergique. Leurs *effets décongestionnants* sont tout-puissants dans toutes les congestions pulmonaires chroniques, quelle qu'en soit l'origine, arthritique surtout.

Chez les enfants, on n'emploie guère comme moyen de dérivation et de révulsion que les *bains de pieds à eau courante* : 40° à 42°, soit dans les cuves des bains hyperthermaux, soit dans des récipients spéciaux alimentés par la source à eau courante.

*
* *

Au total, l'*action* de la médication mont-dorienne peut se résumer ainsi : par l'effet *antiarthritique* et *reconstituant* de l'eau prise en boisson, par l'effet *décongestionnant, résolutif, sédatif* de ses inhalations, par la puissance de *révulsion* des bains de pieds et des demi-bains hyperthermaux, par la *tonicité* de la cure d'altitude, la cure du Mont-Dore : 1° produit sur l'organisme tout entier une *action générale antiarthritique ;* 2° son maximum d'influence s'exerce sur l'appareil respiratoire : c'est sa spécialisation ; elle réalise la médication *décon-*

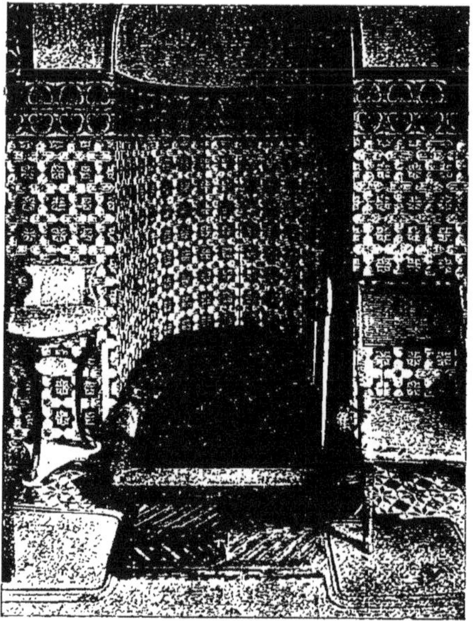

(Fig. 13). — Cabine de Demi-Bain Hyperthermal

gestionnante et sédative par excellence de toutes les voies respiratoires supérieures et inférieures : nez, pharynx, trachée, bronches, poumons, plèvre, et de toutes les parties constituantes de chacun de ces organes : muqueuse, système nerveux, musculature, parenchyme.

La *spécialisation* respiratoire du Mont-Dore est particulièrement efficace chez les enfants, dès l'âge de 2 ans 1/2 environ et même plus tôt. En sont justiciables, d'une façon générale, *toutes les affections de*

ÉTABLISSEMENT THERMAL DU MONT-DORE

SCHÉMA de la production du brouillard médicamenteux des Salles d'inhalation

LÉGENDE

A — Arrivée de la vapeur d'eau douce (pression 10 kgs ; température 180°).
B — Barboteur.
C — Orifices de sortie de vapeur du barboteur.
D — Eau Minérale.
E — Tubulures de raccordement avec le Cylindre supérieur.
F — Cloche de rabattement.
G — Chambre de prise de vapeur saturée.
H — Mamelon de sortie de vapeur (pression 4 kgs).
I — Injecteur d'alimentation d'Eau Minérale en provenance de la Source (pression 3 kgs).
J — Poches d'injection d'Eau Minérale.
K — Tubulure de retour, servant à l'alimentation en Eau Minérale, du Cylindre inférieur.
L — Robinet d'extraction de l'Eau Minérale.
M — Vapeur minéralisée, constituant un des deux éléments du brouillard médicamenteux ; en outre, l'agent de réchauffement de la Salle.
N — Arrivée de la vapeur minéralisée.
O — Réservoir d'Eau Minérale, pour l'alimentation des Pulvérisateurs.
P — Appareil pulvérisateur d'Eau Minérale, actionné par l'air comprimé.
Q — Eau Minérale poudroyée, l'un des deux éléments constitutifs du brouillard médicamenteux, en même temps qu'agent régularisateur de la température des Salles.
R — Arrivée de l'air comprimé à l'appareil pulvérisateur (pression 4 kgs).
S — Sol perforé, pour l'évacuation du brouillard condensé.
T — Tuyau d'écoulement des Eaux de condensation.
U — Gaines de ventilation.
V — Plaques de ventilation.

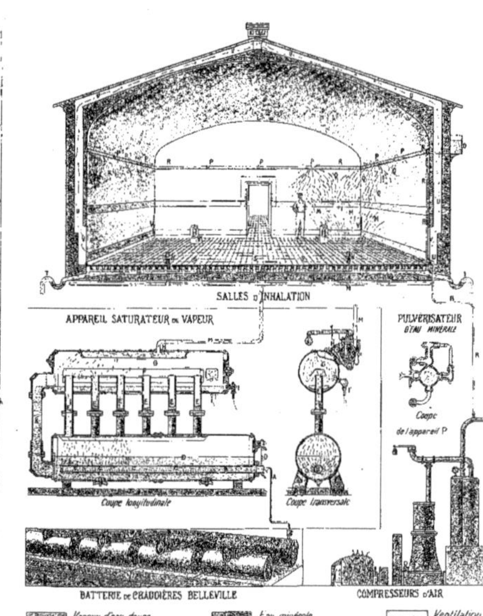

l'appareil respiratoire à forme congestive et spasmodique contre lesquelles il faut exercer une action décongestionnante et sédative :
en première ligne, toutes les fluxions respiratoires des *arthritiques,*
y compris et surtout l'*asthme, dont le traitement a consacré la réputation mondiale du Mont-Dore.* En seconde ligne, toutes les affections
respiratoires, quelle qu'en soit l'origine (coqueluche, grippe, rougeole, tuberculose même) et quel qu'en soit le siège (depuis la
muqueuse nasale jusqu'au parenchyme pulmonaire), chaque fois
que l'indication majeure à remplir est, soit de combattre des spas-
mes, soit de rétablir la perméabilité du parenchyme pulmonaire.

*
* *

*Le Mode de production du Brouillard médicamenteux dans les salles
d'aspiration du Mont-Dore* est souvent méconnu et prête parfois à
des interprétations erronées. Aussi je crois utile de reproduire la
minutieuse description publiée dans la *Revue Médicale du Mont-Dore*
(1er juin 1911). L'atmosphère médicamenteuse des salles d'inhalation
du Mont-Dore, est composée :

1º D'eau minérale nébulisée et entraînée dans les salles par la vapeur, agent
de réchauffement ;

2º D'eau minérale nébulisée par un courant d'air froid, agent d'équilibre de
température ;

3º De gaz.

En examinant le schéma ci-joint, on voit que la vapeur d'eau douce (teinte
bleue) produite dans une batterie de chaudière Belleville arrive A dans un
barboteur B percé de trous sur toute sa longueur, et qui plonge entièrement
dans un bain d'eau minérale D (teinte rouge). La vapeur qui arrive à une température de 180º, produisant une stérilisation immédiate, et à une pression de
10 kilos, s'échappe violemment par les ouvertures longitudinales C, traverse
l'eau minérale dont elle entraîne des vésicules et s'élance par les tubulures de
raccordement E qui la conduisent dans un cylindre supérieur.

Là se passe une opération très importante de mélange et de nouvel entraînement d'eau minérale. Nous disons nouvel entraînement, car cette vapeur
sortant des tubulures de raccordement n'est plus de la vapeur d'eau douce,
elle a déjà vaporisé et entraîné mécaniquement de l'eau minérale. Arrivée dans
le cylindre supérieur, elle vient se briser sur une cloche de rattachement F,
qui renvoie ses vésicules tournoyer dans tout l'intérieur du cylindre. Mais
cette opération n'est pas simple. On voit, en effet, à l'extrémité droite de ce
cylindre en I, deux injecteurs d'alimentation d'*eau minérale provenant directement de la source,* n'ayant eu aucun contact avec l'air et conservant tous ses
gaz. Cette eau, projetée sous une pression de 3 kilos dans toute la longueur de

la partie inférieure de la cloche de rabattement, y rencontre la vapeur projetée sous l'énorme pression de 10 kilos. Il se fait immédiatement à l'arrivée, puis après rabattement, dans tout l'intérieur de la chambre, un brassage vigoureux, dont le résultat est un mélange intime des vésicules des deux provenances avec entraînement du plus faible par le plus fort. c'est-à-dire des vésicules d'eau minérale à pression et à température plus faibles par les vésicules de vapeur déjà saturée, à pression et à température beaucoup plus élevées ; *quatre-vingts litres d'eau minérale* sont ainsi vaporisés chaque minute. On se rendra rapidement un compte exact de cette opération en se reportant à la coupe transversale, où le mélange est clairement indiqué, d'une manière schématique, par la marche des vésicules bleues et rouges, marques des provenances différentes.

On voit donc que la vapeur d'eau n'est utilisée que comme force, comme véhicule, comme agent d'entraînement et de division des vésicules d'eau minérale et comme moyen de chauffage des salles.

Dans la chambre de prise des vapeurs saturées, il se fait une certaine condensation de vésicules d'eau minérale ; elles sont entraînées par la tubulure de retour K et vont alimenter le bain d'eau minérale du cylindre inférieur, d'où cette eau peut être élevée par le robinet d'extraction d'eau minérale L.

Après sa constitution, cette *vapeur hydrominérale* — on saura quelle signification nous donnons à cette appellation — s'échappe par un manchon de sortie dans un appareil détendeur, où elle est ramenée à une pression de 3 ou 4 kilos et à la température voulue. Elle circule dans le tuyau M qui la conduit à 50 centimètres au-dessus du sol de la salle d'aspiration, dans laquelle elle s'échappe, formant un des deux éléments de l'atmosphère médicamenteuse.

Au point de vue thérapeutique, nous croyons que cette atmosphère a une teneur en éléments minéraux, vapeur et gaz, suffisante, et qu'à elle seule elle peut donner d'excellents résultats.

L'analyse qui en a été faite sur des eaux de condensation, à l'Ecole des Mines, en 1905, par M. Chesneau, ingénieur, directeur du bureau des essais, a fait reconnaître la présence de toutes les matières minérales de l'eau des sources, en prenant la source César comme type.

M. Chesneau s'exprime ainsi, dans les conclusions de son travail :

« La proportion relative des différents éléments, dans les matières salines, ainsi entraînées, paraît être analogue à celle que présente l'eau naturelle, sauf pour l'*arsenic,* dont la proportion, dans les eaux de condensation, est relativement plus élevée que dans l'eau naturelle : cela est dû probablement à la formation, dans les appareils vaporisateurs, de *chlorure d'arsenic volatil,* par réaction du chlorure de magnésium sur l'arséniate alcalin de l'eau naturelle : hypothèse que semble justifier la proportion plus forte de cet élément dans les eaux de condensation recueillies le plus loin des générateurs, et, pour le motif inverse, la proportion des corps non volatils, comme la silice, le fer et la chaux, est d'autant plus forte que l'eau de condensation est recueillie plus près des générateurs. »

Le deuxième élément constitutif du brouillard médicamenteux, qui introduit des vésicules d'eau minérale par un autre procédé dont nous allons parler, n'était donc pas indispensable. Toutefois il constitue un progrès à tous les points de vue. Nous allons faire voir quelle a été, tout d'abord, l'idée directrice qui l'a fait adopter.

Pour introduire dans une salle, d'une capacité déterminée, une quantité de vapeur d'une température donnée, suffisamment abondante pour les besoins de l'aspiration, il faut que la température initiale de la chambre ne soit pas trop élevée, ou alors l'introduction d'une quantité de vapeur insuffisante produit une température qui dépasse le degré fixé. En outre, la vapeur, rencontrant une atmosphère chaude, ne se condense pas. Or, pendant les séries de jours très chauds, les murs fort épais de notre Etablissement emmagasinaient de la chaleur au point que la température intérieure était parfois, avant le service, de 24°. On conçoit les difficultés qu'on avait à fournir de vapeur des salles dont la température ne devait pas dépasser 28° ou 30°. Il fallait donc trouver un moyen de refroidir l'atmosphère sans troubler notre brouillard. Refroidir les murs était chose difficile, on préféra s'arrêter à l'idée de pulvériser dans le haut des salles, de l'eau minérale au moyen d'air frais sous pression. Cette méthode de régularisation de la température avait le quadruple avantage de refroidir l'atmosphère, de favoriser la condensation de la vapeur, d'aérer les salles sans inconvénient ressenti par les baigneurs, et enfin de renforcer la teneur des salles en éléments minéraux, par la nébulisation d'eau minérale pure.

On y est parvenu facilement au moyen de l'appareil qui se trouve à droite du schéma. En O se trouve un réservoir d'eau minérale, qui doit alimenter les pulvérisateurs ; un appareil P conduit de l'air frais comprimé, à une pression de 4 kilos ; son extrémité supérieure (teinte jaune) R est coudée à angle droit et rencontre l'extrémité supérieure du tuyau Q, qui amène l'eau minérale. Sous l'influence du courant d'air, les gouttes d'eau qui s'y présentent sont rapidement réduites en poussières extrêmement ténues et projetées dans la salle. Elles constituent la seconde partie du brouillard médicamenteux.

Donc ce brouillard est, comme nous l'avons dit, formé de vésicules d'eau minérale entraînée par un violent courant de vapeur et arrivant par la partie inférieure des salles, et d'eau minérale poudroyée par un violent courant d'air, à la partie supérieure. Ces vésicules, de provenance différente, se brassent et se mélangent pour former le brouillard médicamenteux.

LA BOURBOULE

La Bourboule est située à quelques kilomètres du Mont-Dore : la vallée est dirigée de l'Ouest à l'Est, largement ouverte à l'Est et au Midi, abritée du Nord par des montagnes boisées, verdoyantes, dont la plus importante est la Banne d'Ordanche (1.515 mètres).

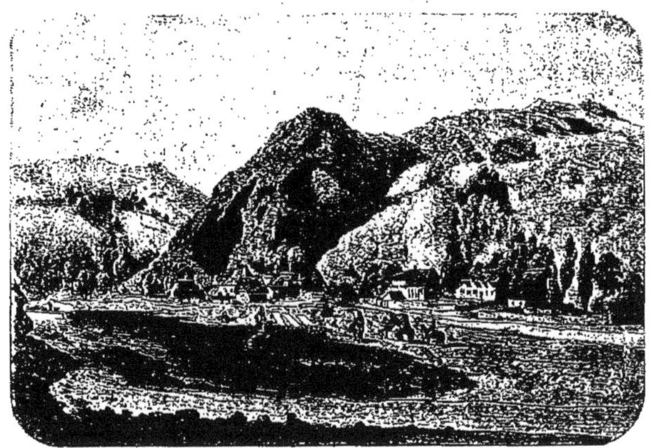

(Fig. 14). — La Bourboule en 1860

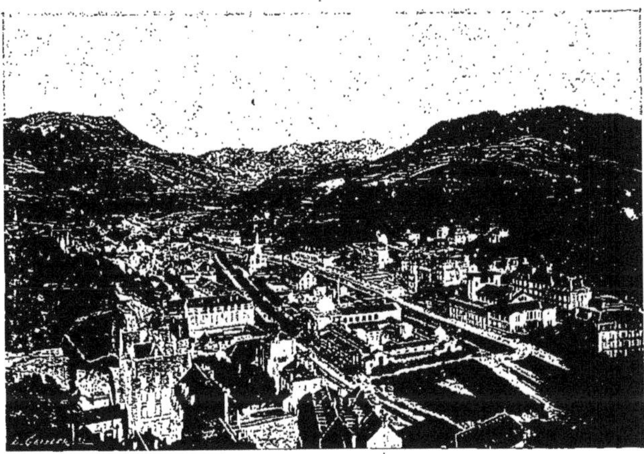

(Fig. 15). — La Bourboule en 1911

L'altitude est de 85o mètres, moindre de 2oo mètres que celle du Mont-Dore : un funiculaire (fig. 16) permet aux malades de monter sur la montagne de Charlannes, située à 1.2oo mètres, où ils trou-

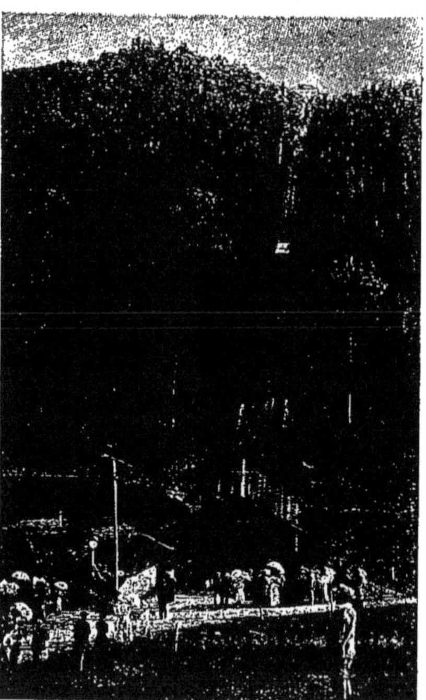

(Fig. 16). — Funiculaire de La Bourboule

vent un plateau immense, merveilleusement approprié pour la cure d'altitude, pâturages, forêts séculaires de hêtres, de sapins, etc.

Les eaux de *Choussy-Perrière* émergent à la limite du granit et des tufs trachytiques au fond de deux puits de 84 et de 75 mètres de profondeur (fig. 17) : elles sont *très chaudes* : 6o° au fond, 56° à la sortie des puits, leur *débit* est abondant (6oo.ooo litres par vingt-quatre heures). Leur *composition* est très remarquable : à la fois arsenicale, bicarbonatée et chlorurée sodique. La minéralisation totale est de 6 gr. 5o par litre. Chlorure de sodium, 2 gr. 84 ; bicarbonate de soude, 2 gr. 89 ; arsenic métallique, o.oo7 milligr., correspondant à l'*arséniate de soude, 0.028 milligr.* ou Liqueur de Fowler, XXXV gouttes.

Eau chaude (56°) arsenicale forte, chlorurée sodique, bicarbonatée sodique.

Arséniate de soude	0,028
Bicarbonate de soude	2,892
Chlorure de sodium	2,840
— de potassium	0,162
— de magnésium	0,032
Bicarbonate de chaux	0,190
Sulfate de soude	0,208
Acide silicique	0,120
Acide carbonique libre	0,151
	6,623

L'eau de La Bourboule est la plus ARSENICALE *des eaux minérales chaudes connues.*

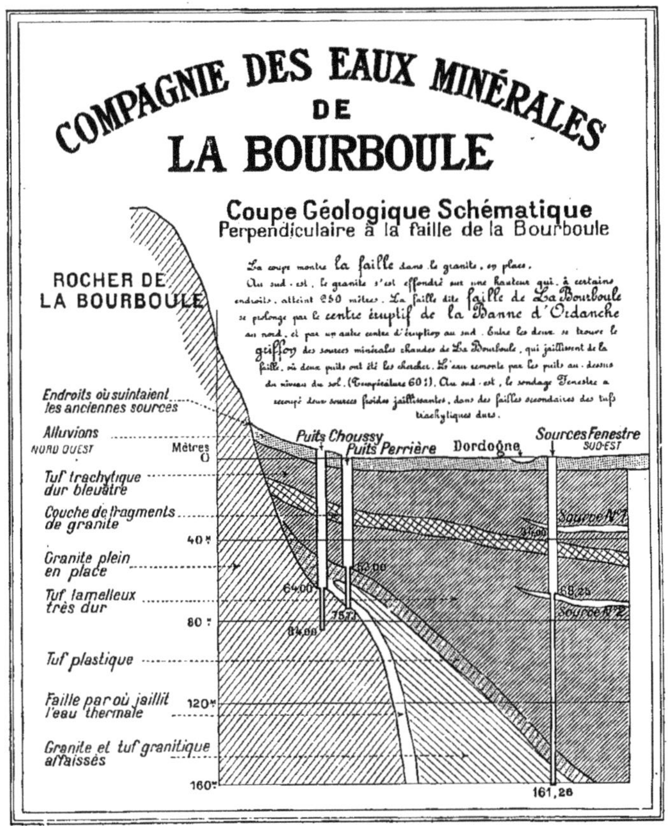

(Fig. 17)

L'eau du Puits Choussy est très fortement *radioactive* (fig. 18) ; suivant la notation adoptée par Currie, Moureu, Laborde, la radioactivité est exprimée en milligrammes-minute de bromure de radium pur : c'est-à-dire : 10 litres d'*eau* du Puits Choussy renferment au griffon une quantité d'émanation du radium égale à celle que peut produire un milligramme de bromure de radium pur pendant 3.56 minutes ; 10 litres de *gaz* du Puits Choussy renferment au *griffon* une quantité d'émanation de radium égale à celle que peut produire un *milligramme* de radium pur en 22.04 minutes.

La *boisson* (fig. 19) est ici un élément essentiel de la cure ; l'eau, limpide et transparente à son émergence, se recouvre, en se refroi-

COMPAGNIE DES EAUX MINÉRALES DE LA BOURBOULE

Radioactivités connues des Sources Minérales de France

D'après M. le Professeur Moureu

RADIOACTIVITÉ DE L'EAU AU GRIFFON	Source	RADIOACTIVITÉ DES GAZ AU GRIFFON
3,56	LA BOURBOULE (Puits Choussy)	22,00
2,20	BAGNÈRES-DE-LUCHON (Grande Source Bordeu)	18,36
1,33	Pré N° 2	"
non déterminée	Bordeu N.° 2	14,43
0,65	Pré N.° 1	10,23
non déterminée	Saule N.° 2	9,42
0,51	Ferras - Enceinte	4,19
0,08	Reine	"
0,84	PLOMBIÈRES Source-Vauquelin	14,90
non déterminée	N.° 3 Thalweg	13,60
2,03	Les Capucins	4,62
1,98	LA CHALDETTE	12,80
0,82	GRISY Source d'Ys	3,38
1,30	BUSSANG Grande-Salmade	non déterminée
0,73	Demoiselles	non déterminée
non déterminée	DAX Trou-des-Pauvres	2,92
d°	BAGNÈRES-DE-BIGORRE Source Salies	2,32
d°	BOURBON-LANCY Source Lymbe	2,06
d°	MAIZIÈRES Source Romaine	1,48
d°	LUXEUIL Bain-des-Dames	1,24
d°	NÉRIS	0,92
d°	BAGNOLES-DE-L'ORNE	0,72

Les radioactivités sont exprimées en milligrammes-minute de bromure de Radium pur

(Fig. 18)

dissant, d'une pellicule irisée formée par des conferves et de la silice ; son goût, un peu salé, la fait comparer à du bouillon de veau chaud. Les enfants l'acceptent facilement : ils la prennent, avant les repas, à la dose de 5o à 4oo grammes par jour.

*
* *

L'*inhalation* est réalisée en faisant séjourner les malades dans une

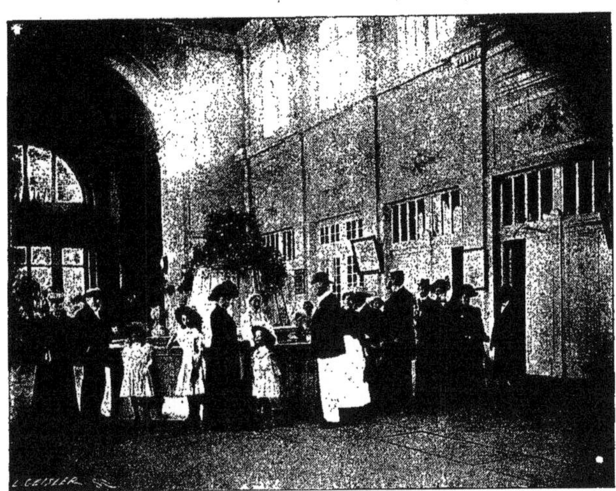

(Fig. 19). — Buvette Choussy-Perrière

atmosphère composée d'air saturé d'*eau minérale chaude poudroyée* (*brumifiée* de Cany).

Le procédé de fabrication du brouillard médicamenteux des salles d'inhalation de La Bourboule comprend trois termes (fig. 20) :

a) Arrivée de l'eau aux ajutages, sous pression de 85 atmosphères ;

b) Division de l'eau en fines gouttelettes ;

c) Entraînement des gouttelettes par un courant d'air chaud.

L'eau minérale Choussy-Perrière arrive dans les salles, directement de la source, à 56°, sous une pression de 85 atmosphères, au niveau d'ajutages en agate qui la convertissent en un jet filiforme ; ce jet se brise contre une palette de bronze (inclinée à 45°) et se divise immédiatement en gouttelettes extrêmement fines (fig. 21). Ces gouttelettes sont entraînées par un courant d'air chaud qui pénètre dans la salle par des gaines de céramique, au pourtour des appareils à poudroiement de l'eau (fig. 22).

Il en résulte un brouillard épais, chaud, composé d'un *mélange d'air et d'eau minérale poudroyée, brumifiée*. On y trouve les mêmes

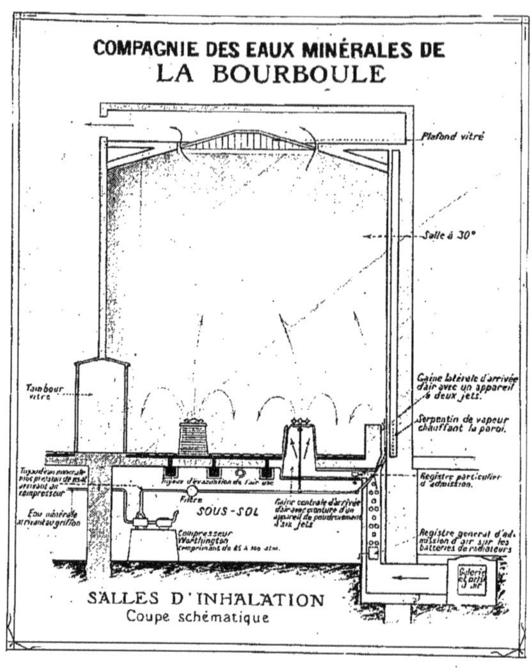

(Fig. 20)

éléments de composition que dans l'eau de la source et en proportions identiques.

Des dispositions spéciales sont prises pour obtenir :

a) La régularité de la température, 28° à 30° suivant les salles ;

Les *murs* ont une *double paroi*, séparée par un vide dans lequel circule un serpentin de vapeur réchauffant l'air compris entre les deux parois. Le *plancher* est *perforé* et à *double paroi;* le sol est formé de carreaux de faïence perforée reposant sur des cannelures en ciment dont les unes servent à l'écoulement de l'eau condensée, les autres à l'évacuation de l'air usé. Le plafond vitré est à double paroi.

b) L'*aération* constante de la salle, sans courant d'air froid :

L'air, réchauffé par des radiateurs, pénètre dans les salles par les gaines de céramique et se dégage au pourtour des appareils à poudroiement de l'eau, les uns au centre, les autres au pourtour des salles. L'air est ensuite aspiré par des cheminées d'appel avec venti-

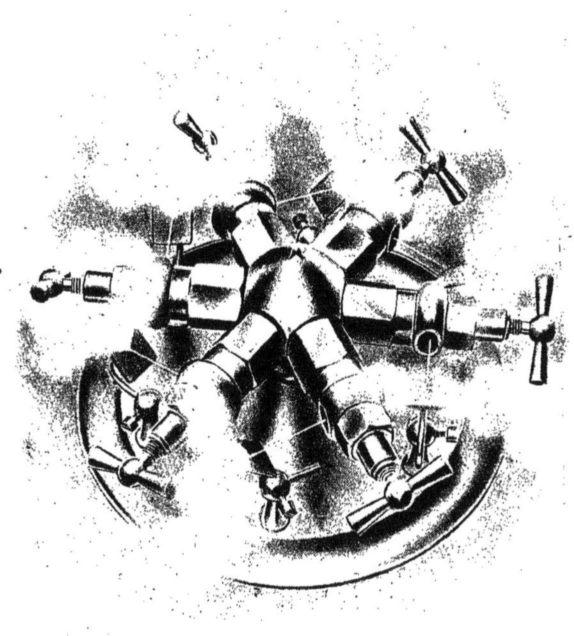

(Fig. 21). — Appareil Brumificateur à 6 jets, en fonctionnement

lation électrique et sort à la fois par le double plafond vitré et par le sol perforé. Au total, le renouvellement complet de l'atmosphère se fait au moins trois fois par heure.

Au pourtour de la salle sont disposées des vasques en céramique dans lesquelles les malades prennent, tout en inhalant le brouillard d'eau minérale, des *bains de pieds* décongestionnants.

Les malades séjournent dans les salles, en peignoir, 10 minutes à 1 heure.

Après la séance, ils sont ramenés en chaise à porteurs à leur hôtel, et restent au lit 1 à 2 heures.

Comme effet thérapeutique : d'une part, action topique, locale, sédative de la buée humide et chaude ; d'autre part, absorption par la muqueuse pulmonaire d'une eau richement minéralisée, arsenic,

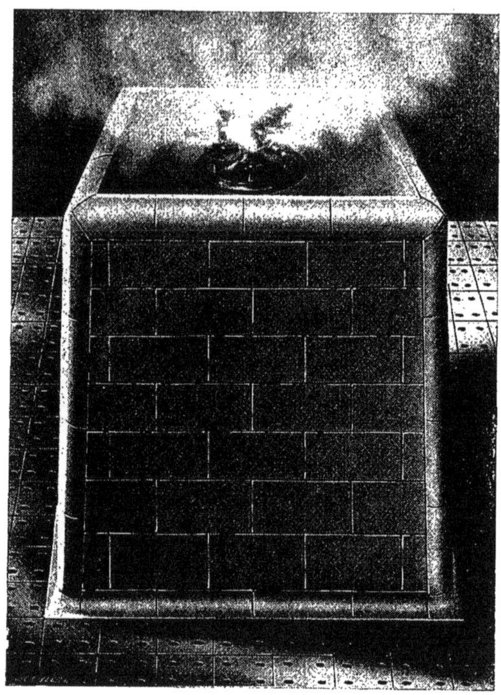

(Fig. 22). — Appareil Brumificateur dans sa gaine d'aération

chlorure de sodium, bicarbonates et ses effets toniques sur la nutrition générale.

*
* *

Ce qu'il faut tout d'abord considérer, au point de vue de la cure bourboulienne, c'est son *action sur l'état général* : le traitement de La Bourboule est surtout une médication générale, dont l'action est essentiellement reconstituante, congestionnante même parfois ; *médication arsenicale forte, chlorurée sodique faible, réalisée par une eau chaude, dans un climat d'altitude moyenne.*

Tout état constitutionnel justiciable de cette association thérapeutique y trouvera les éléments modificateurs puissants, à la condition que le caractère principal soit la *débilité générale de l'organisme*. La Bourboule s'adresse au *terrain lymphatique* anémié, torpide, qui a besoin d'une stimulation ; les congestifs, les nerveux, les excitables doivent en être éloignés. C'est ainsi que, au point de vue des affections respiratoires, la cure est toute-puissante quand ces affections relèvent du lymphatisme, de la scrofule, de la prétuberculose, quand il s'agit de petits tousseurs habituels, adénoïdiens aussi bien que bronchopathes *ayant besoin de relever fortement leur état général*. En présence d'un enfant atteint dans ses voies respiratoires, la première question à se poser pour savoir s'il est justiciable de La Bourboule, c'est celle de son tempérament constitutionnel, s'il relève ou non du lymphatisme, quel que soit l'organe atteint, aussi bien des voies respiratoires supérieures qu'inférieures : nez, rhino-pharynx, bronches, ganglions. *Au Mont-Dore : les arthritiques, les congestifs ; à La Bourboule : les anémiques, les torpides, les scrofuleux.*

a) Enfant maigre, avec facies bouffi, violacé même, avec chapelet ganglionnaire cervical, qui s'enrhume facilement, respire la bouche ouverte, ronfle la nuit ;

b) Enfant qui a des angines, des bronchites à répétition, de l'asthme ganglionnaire ;

c) Enfant que les antécédents héréditaires (tuberculose, asthme), rendent suspect au point de vue bacillaire, alors même que l'auscultation est à peu près négative, suspicion confirmée par les conditions défectueuses du développement général, croissance retardée ou exagérée, cage thoracique longue et étroite, musculature des membres insuffisante, etc. ;

d) Enfant qui, en outre, présente des signes de germination bacillaire au premier degré, avec état général de grande dépression ;

e) Tous les petits tousseurs lymphatiques ayant des affections de la peau, en raison de la *spécialisation cutanée* de la station.

Dans tous ces cas, le traitement reconstituant de La Bourboule donne les meilleurs résultats.

ALLEVARD

Situé dans le département de l'Isère, Allevard est relié par un tramway à vapeur (14 kilomètres) à la gare de Pontcharra (Chemin de fer P.-L.-M.).

L'*altitude* est peu élevée, 475 mètres : la vallée traversée par le torrent, le Bréda (fig. 24), est dirigée du Nord au Sud ; elle est abritée

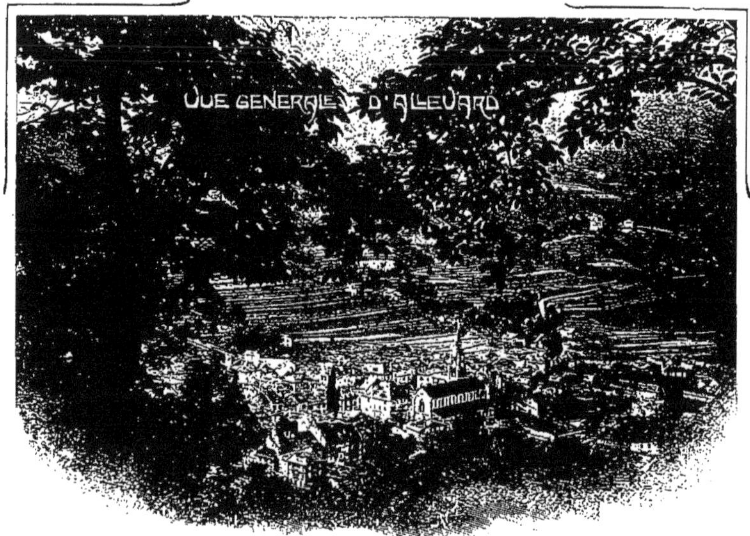

(Fig. 23)

contre les vents par de hautes montagnes. La tranquillité de l'atmosphère, la douceur et la régularité de la température, l'absence de vents constituent un *climat* doux, calmant, tempéré, qui convient parfaitement aux enfants, aux nerveux et aux malades éréthiques qui dorment difficilement.

Les excursions sont nombreuses et faciles dans les montagnes environnantes, hautes de 1.000 à 3.000 mètres, couvertes de végétation et de forêts de sapins ; quelques-unes sont devenues légendaires, telle la descente en traîneau de Brame-Farine (fig. 25), décrite par Daudet, dans *Numa Roumestan*. Allevard est devenu un centre de touristes qui viennent chaque année explorer le massif de plus en plus connu.

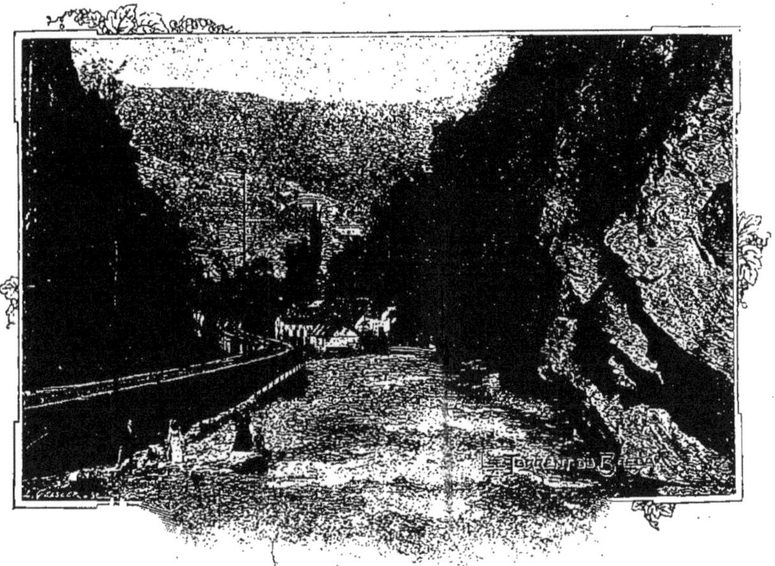

(Fig. 24)

L'eau est froide (16 degrés), limpide, transparente, remplie de bulles gazeuses très abondantes. Au contact de l'air, elle se trouble rapidement et prend une couleur blanche opaline ; l'odeur d'œuf couvé, très marquée, est due à l'acide sulfhydrique ; la saveur d'abord piquante due à l'acide carbonique en excès, devient ensuite franchement sulfureuse ; acide à son émergence, elle rougit le papier de tournesol, mais devient alcaline ensuite. Le débit en vingt-quatre heures est de 260.000 litres.

La *minéralisation* totale, 1 gr. 92, est constituée par des sulfates mixtes (sodium, magnésium, calcium), 0 gr. 90 ; du chlorure de

sodium, o gr. 54 ; des bicarbonates divers (calcium, magnésium).
o gr. 45.

Sulfate de sodium.	0ᵍʳ413	
— de potassium.	0,021	
— de calcium	0,226	0,904
— de magnésium	0,244	
Bicarbonate de calcium	0,423	
— de magnésium	0,028	0,451
Chlorure de sodium		0,543
Silice		0,022
		1,920

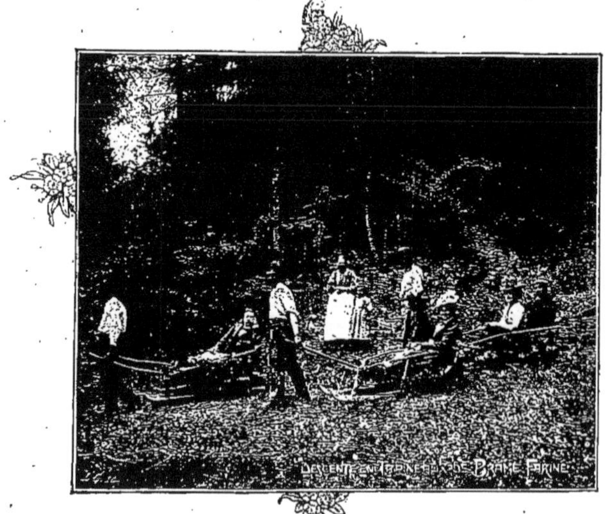

(Fig. 25)

La caractéristique est fournie par *l'abondance des gaz libres,* tenus
en suspension dans l'eau, et particulièrement par la proportion élevée
d'hydrogène sulfuré.

Un litre d'eau renferme :

Gaz hydrogène sulfuré libre.	24 cc. 75
Gaz acide carbonique	97 cc.
Azote	41 cc.

*Eau froide, chlorurée sodique, sulfatée et bicarbonatée mixte, très
gazeuse : acide carbonique, hydrogène sulfuré, azote,* telle est l'eau
Allevard.

L'élément qui la caractérise plus particulièrement, celui dont l'utilisation motive une technique spéciale, celui dont l'emploi joue un rôle primordial dans les résultats thérapeutiques est l'*hydrogène sulfuré à l'état libre*. Aussi résume-t-on souvent Allevard en disant : *Allevard, eau sulfhydriquée* : c'est l'étiquette à retenir.

*
* *

L'inhalation des gaz libres, hydrogène sulfuré, acide carbonique, azote, tenus en suspension dans l'eau, est la spécialité du traitement d'Allevard.

L'inhalation gazeuse d'acide sulfhydrique, mélangé d'air, est l'élément essentiel de la cure. S'appuyant sur ce fait que l'absorption de l'acide sulfhydrique est particulièrement intense et rapide par la muqueuse respiratoire, Niepce père créa en 1852 les salles d'inhalation dans lesquelles les malades respirent un air contenant de fortes proportions de ce gaz, associé à l'acide carbonique et à l'azote.

L'inhalation est *froide* ou *chaude*.

L'inhalation gazeuse froide se fait à la température de l'air ambiant.

Sept *salles* y sont consacrées : salles vastes, de 6 mètres de hauteur sur 7 mètres de longueur, ayant chacune une contenance de 250 mètres cubes.

Un *dispositif* spécial est employé *pour faciliter le dégagement des gaz contenus dans l'eau*.

Au milieu de chaque salle, un jet d'eau, arrivant directement de la source, à la température initiale de 16 degrés, est projeté avec force de bas en haut sur un large disque métallique suspendu au plafond ; sous l'influence du choc, l'eau se divise à l'infini, retombe en pluie fine, dans une première grande vasque et de là dans une série de cinq ou six vasques plus petites, situées les unes au-dessous des autres (fig. 26).

Propulsion violente d'abord, chute en cascades successives ensuite, produisent l'éclatement des moindres gouttelettes et le dégagement des gaz qu'elles contiennent.

Le *résultat* de ce brisement de l'eau est le *mélange à l'air atmosphérique des gaz contenus dans cette eau*.

La *présence* de l'acide sulfhydrique y est facilement décelée ; un papier imbibé d'une solution d'acétate de plomb, exposé à l'air de la salle, devient rapidement noir ; il en est de même d'une pièce d'argent. L'eau recueillie à la sortie de la salle ne possède plus que 1 centimètre cube de gaz acide sulfhydrique, alors qu'à son arrivée, elle en

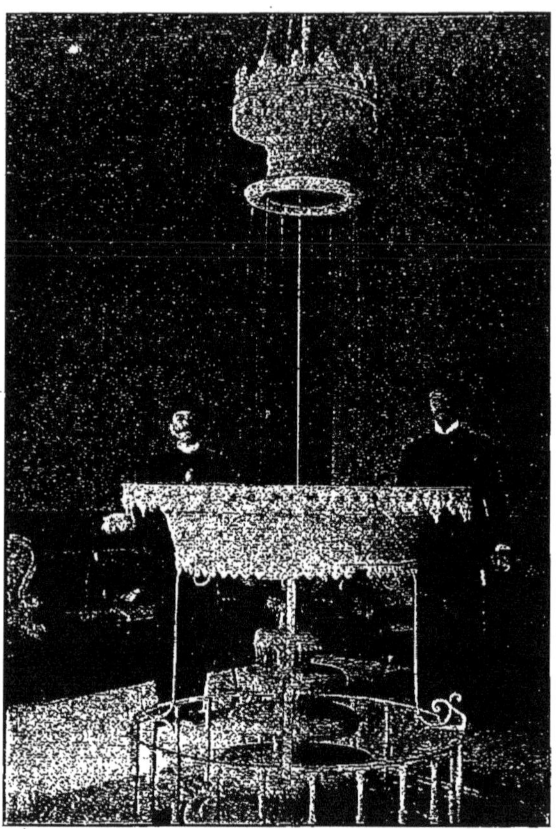

(Fig. 26. — Salle d'Inhalation gazeuse, froide

contenait 22 centimètres cubes 08 ; elle a perdu de même presque tous ses autres gaz, azote et acide carbonique.

L'atmosphère de la salle est ainsi constituée par *l'air atmosphérique, mélangé avec les gaz hydrogène sulfuré, acide carbonique, azote,* qui se sont dégagés de l'eau. De plus, l'hydrogène sulfuré, en se combinant avec l'oxygène de l'air, se décompose et donne lieu à la formation de *soufre en nature* finement divisé, qui pénètre dans les voies respiratoires en même temps que les gaz.

La température de la salle est celle de la température extérieure.

Toutes les demi-heures, l'air est entièrement renouvelé par l'ouverture des portes et fenêtres pendant un quart d'heure.

Les malades séjournent dans la salle, avec leurs vêtements habituels, *sans costume spécial*. Les *séances* sont *courtes* et *répétées,* 2 à 10 minutes, quatre à six fois par jour.

L'action immédiate de chaque séance d'inhalation froide est la suivante :

Quand on entre dans la salle, la première sensation est l'odeur désagréable de l'hydrogène sulfuré, puis on éprouve une sensation de bien-être et de calme respiratoire : la respiration est plus facile, plus profonde, plus lente, la toux et l'oppression diminuent, les battements du cœur sont ralentis. Tel est le premier effet *sédatif,* bien caractérisé.

Mais, si la durée de l'inhalation est trop prolongée, des phénomènes d'*excitation* apparaissent : bâillements, sécheresse de la gorge, serrement des tempes, accélération de la respiration et du pouls, vertiges, céphalée. Ces phénomènes d'intoxication par l'hydrogène sulfuré prouvent l'absorption instantanée de ce gaz par le sang et son action directe sur les centres nerveux. Pendant toute la cure on évite toujours cette phase d'excitation en faisant des séances courtes pendant lesquelles la sédation est seule produite.

Les enfants supportent très facilement les inhalations froides, souvent mieux que les adultes.

Au bout de quelques jours, l'absorption de l'hydrogène sulfuré dans le sang est encore prouvée par l'augmentation des sulfates urinaires, l'odeur de soufre de la peau et des expectorations du malade.

L'action définitive sur les voies respiratoires, appréciable déjà au bout de quelques jours de traitement, est le résultat :

a) Des effets *antiseptiques* et *sédatifs* de l'hydrogène sulfuré, tant par son contact direct sur toute la muqueuse respiratoire que par son élimination par cette même muqueuse, après son absorption par le sang ;

b) Des effets *sédatifs* et *anesthésiques* des inhalations d'acide carbonique et d'azote,

D'une part, diminution des sécrétions de la muqueuse, d'autre part, atténuation de son hyper-excitabilité ; l'expectoration est moins abondante et change de caractère, elle est d'abord moins épaisse et moins colorée, puis se tarit progressivement. Les quintes de toux, d'abord moins fréquentes et moins intenses, sont peu à peu supprimées.

Les *indications* des inhalations gazeuses froides sont *toutes les affections chroniques des voies respiratoires, à sécrétion abondante et à*

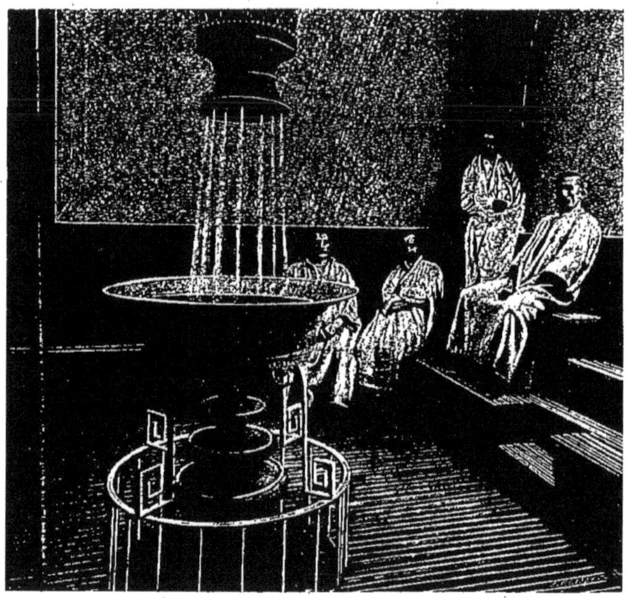

(Fig. 27). — Salle d'Inhalation gazeuse, chaude : Hommes

allure torpide : coryzas suppurés, ozène, infections du rhino-pharynx, bronchite à répétition, bronchorrée, suites de grippe, de rougeole, de coqueluche, tuberculose.

Les *contre-indications* comprennent toutes les affections respiratoires aiguës ou à forme éréthique, congestive,

L'inhalation gazeuse, chaude et humide, se fait à la température de 27 à 30 degrés. Elle est réalisée dans quatre salles, autour desquelles sont des gradins (fig. 27-28).

Elle est obtenue par le même appareil que l'inhalation froide pour le dégagement des gaz contenus dans l'eau, mais, de plus, de la vapeur d'eau sulfureuse, chauffée artificiellement, est amenée dans les salles à travers les claire-voies du plancher.

Il en résulte un brouillard humide, tiède à 27-30 degrés dont la composition est mixte : air atmosphérique, vapeur d'eau sulfureuse, gaz hydrogène sulfuré, acide carbonique, azote.

Le malade, déshabillé et revêtu d'un peignoir, y fait une seule séance par jour, de 20 à 60 minutes.

Au sortir de la salle, le malade prend souvent un *bain de pieds* très chaud ou une douche chaude, puis il est enveloppé dans un peignoir de laine et porté immédiatement dans son lit ou bien il séjourne 15 à 20 minutes dans une salle de transition dont la température est intermédiaire à celle de la salle d'inhalation et de l'air extérieur.

L'action immédiate est plus douce et plus calmante que celle de l'inhalation froide : l'hydrogène sulfuré perd, dans la vapeur d'eau, une partie de sa sulfuration ; aussi les phénomènes d'intoxication par l'hydrogène sulfuré, des inhalations froides trop prolongées n'existent pas dans les inhalations chaudes ; il n'y a ni céphalée, ni bâillements. L'humidité chaude produit à la surface de la muqueuse respiratoire un effet cataplasmant, calme les congestions, et fluidifie les sécrétions.

Au bout de quelques jours, l'action *sédative* et *décongestionnante* des inhalations chaudes est très manifeste.

Les *indications* sont un peu différentes de celles de l'inhalation froide : ce sont tous les états respiratoires dans lesquels dominent l'éréthisme, la tendance aux congestions : emphysème, bronchite à répétition des arthritiques, asthme, tuberculose pulmonaire ou laryngée même avec mouvement fébrile, toux coqueluchoïde, etc.

L'inhalation gazeuse, humide, chaude, est réservée aux sujets qui ne supportent pas d'emblée l'inhalation froide.

Le plus souvent, en outre de ces cas où elle est plus particulièrement indiquée, l'inhalation chaude gazeuse est souvent prescrite au début du traitement pour tâter la susceptibilité des malades avant de les soumettre aux inhalations froides ; de plus, au cours de la cure par les inhalations froides, elle est utilisée de temps en temps pour modérer l'action des premières.

Telles sont les *inhalations gazeuses,* qui ont fait la réputation d'Allevard dans le traitement des maladies des voies respiratoires. Elles nous offrent un des meilleurs exemples de l'emploi des eaux sulfureuses en inhalation, comme Challes est le type de la cure sulfureuse en boisson.

L'hydrogène sulfuré, au contact de l'épithélium des alvéoles pulmonaires, passe dans le sang par le même mécanisme que l'oxygène. Etant données : la puissance d'absorption de la muqueuse

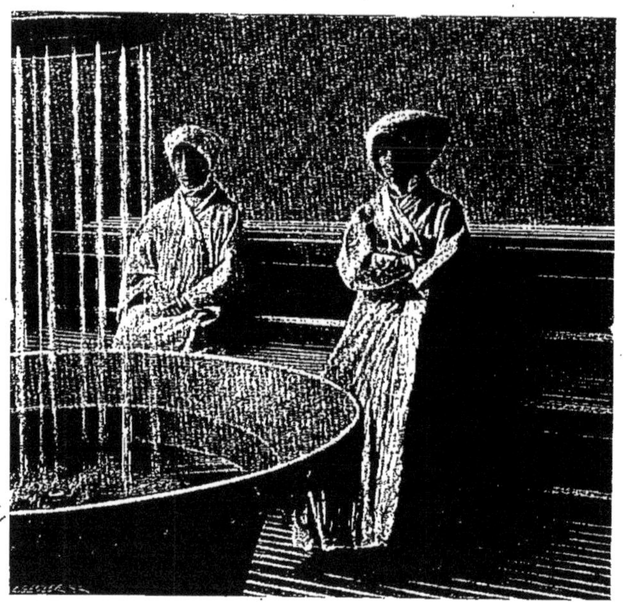

(Fig. 28). — Salle d'Inhalation gazeuse, chaude : Femmes

pulmonaire, son étendue considérable, la facilité des échanges gazeux à son niveau, l'abondance de l'hydrogène sulfuré dans les salles d'inhalation, il est aisé de comprendre combien l'absorption de ce gaz doit être intense.

Introduit dans le sang par les voies respiratoires, l'H. S. subit les mêmes transformations, suit les mêmes voies d'élimination que nous avons passées en revue à Challes, après sa pénétration dans le sang par la voie stomacale.

Faits cliniques et expérimentaux tendent à prouver que son action sur les voies respiratoires et sur le système nerveux est plus intense quand il est absorbé par la voie pulmonaire.

Sur la muqueuse pulmonaire, il agit, à la fois, au moment de son absorption et au moment de son élimination : action double de contact, légèrement irritant, antiseptique de la muqueuse, anesthésique des extrémités terminales du pneumogastrique. Ses effets sur le bulbe et sur les centres respiratoires et circulatoires sont particulièrement rapides : ainsi s'expliquent les phénomènes congestifs pulmonaires et cérébraux que l'on observe chez les animaux en expérience ou quand la dose absorbée est trop considérable ; ainsi s'expliquent les légers phénomènes d'intoxication que l'on observe dans les salles d'inhalation si la durée des séances est trop prolongée.

Il en est ici comme de tout médicament puissant : sa posologie doit être minutieusement réglée : le séjour court et répété dans les salles d'inhalations, c'est-à-dire administration de doses faibles et fractionnées, de façon à ne ressentir que l'action adoucie, sédative et calmante sur le système nerveux respiratoire, c'est le principe général ; mais que de nuancements, que de variations dans son application, suivant chaque cas particulier ! Si Allevard a été bienfaisant à tant de malades respiratoires, il le doit moins à l'excellence de son médicament qu'à la sagacité de nos Confrères qui, pour en graduer l'emploi, doivent, chaque jour, faire œuvre de cliniciens consommés et de thérapeutes expérimentés.

*
* *

L'*action* de la cure d'Allevard peut se résumer ainsi : action générale *tonique, reconstituante d'une cure sulfureuse forte ;* action locale, *élective sur les voies respiratoires, avec cet avantage de ne pas être trop excitante, d'être même calmante, sédative, de ne pas exposer à des poussées congestives.*

La cure d'Allevard produit sur les *voies respiratoires* les doubles effets *d'une médication sédative et décongestionnante et d'un topique antiseptique, cicatrisant, asséchant les sécrétions catarrhales et les suppurations.*

Elle doit à cette association, aussi remarquable que rare, de pouvoir être utile — quelque paradoxal que cela puisse paraître — *à la fois aux affections respiratoires catarrhales sécrétantes, et aux affections congestives et spasmodiques, aux manifestations respira-toires des lymphatiques et à celles des arthritiques.*

Son action porte sur toute la muqueuse respiratoire, depuis le nez jusqu'aux derniers ramuscules bronchiques.

Allevard est un traitement de choix : pour *tous les malades des voies respiratoires,* qui ont *besoin d'une cure sulfureuse asséchante,* pour tarir des sécrétions persistantes, et qui, en raison de leur âge *(enfants),* ou de leur tempérament (neuro-arthritique), sont plus facilement congestifs et irritables.

Climat doux, égal, médication sulfureuse, énergique, doucement stimulante, font d'Allevard une *station d'enfants* privilégiée ; nombre d'enfants peuvent y bénéficier d'une cure sulfureuse, sans crainte d'excitation trop accentuée. De même, grâce à son action sédative, Allevard est une des rares stations sulfureuses où l'on peut envoyer les *pulmonaires nerveux,* les *hystériques tuberculeux,* sans crainte de poussées congestives.

Par son action calmante, décongestive, Allevard est à rapprocher du Mont-Dore. Sans doute, la station d'Auvergne conserve une supé-riorité incontestable sur toutes les autres cures thermales, au point de vue des effets décongestionnants et sédatifs sur toutes les voies respiratoires. Cependant, il faut reconnaître qu'Allevard a rendu parfois plus de services que le Mont-Dore à des sujets à tendances érétiques, spasmodiques, pour lesquels le Mont-Dore semblait abso-lument indiqué.

D'autre part, il est des arthritiques chez lesquels les effets bien-faisants de la cure mont-dorienne semblent s'épuiser : un arthritique à bronchite répétée, fait plusieurs cures successives au Mont-Dore, il en éprouve un grand soulagement ; puis, sans qu'on puisse savoir pourquoi, une nouvelle cure n'apporte plus le même bénéfice, il est repris, l'hiver suivant, de ses poussées congestives répétées ; il va à Allevard, il est très amélioré. On préférera ainsi Allevard au Mont-Dore pour les neuro-arthritiques, congestifs, chez lesquels le Mont-Dore n'apporte plus le même soulagement, même après avoir bien réussi les autres années, et chez ceux qui ont des sécrétions muco-purulentes habituelles pharyngées ou bronchitiques.

Allevard est une des rares stations où l'on peut envoyer avec succès les petits lymphatiques catarrheux, à expectoration muco-purulente abondante, aussi bien que les petits arthritiques, hérédi-taires, à manifestations respiratoires congestives, parenchymateuses, bronchitiques, ganglionnaires. *Aussi n'est-il pas exagéré de dire que les résultats de la cure sont excellents dans presque toutes les affections des voies respiratoires des enfants, y compris la tuberculose pulmonaire.*

a) Affections chroniques du *pharynx* : angine glanduleuse, pharyngite chronique, hypertrophie des amygdales ;

b) Bronchites chroniques avec *sécrétion muco-purulente* persistante, dilatation des bronches, bronchites à répétition ;

c) Reliquats broncho-pulmonaires de coqueluche, grippe, rougeole; *emphysème, adénopathie trachéo-bronchique, bronchorrée ;*

d) Convalescence de *pleurésie purulente*, de *gangrène pulmonaire*, pour activer le desséchement d'un clapier persistant ;

e) Enfin, dans la *tuberculose pulmonaire* au début, mais sans fièvre, la cure d'Allevard peut être très utile.

SAINT-HONORÉ

Saint-Honoré est situé au centre de la France, dans le département de la Nièvre. Par son altitude modérée (300 mètres), par son développement au milieu d'un vaste parc, offrant une grande étendue de prairies et les ombrages de chênes séculaires, par le voisinage immédiat de végétation intense, la station offre tous les avantages du *climat de plaine*: climat doux, égal, sans changements brusques de température, tonique par la pureté de l'air et les émanations des pins de la forêt; toutes conditions particulièrement favorables aux petits enfants débilités.

L'eau est très abondante, 900.000 litres par 24 heures. Sa minéralisation, faible par son chiffre global (0 gr. 50), est très riche par la variété des éléments qui la composent. Elle est caractérisée par l'*association du soufre* (sulfure de sodium, 0,002) et de l'*arsenic* (arséniate de soude, 0,002) auxquels s'ajoutent du chlorure de sodium (0.17) et des bicarbonates : chaux, magnésie, fer (0,23).

L'eau contient également des gaz en dissolution : hydrogène sulfuré, acide carbonique, azote, argon, hélium.

Sulfure de sodium	0,002
Arséniate de soude	0,002
Bicarbonates (chaux, fer, magnésie, soude, lithine).	0,25
Chlorure de sodium	0,17
Sulfate de soude	0,02
Silice.	0,05
	0,474
Acide carbonique	0,017
Hydrogène sulfuré	10 cmc

Eau *tiède* (30°) *gazeuse, sulfureuse, arsenicale*, telle est l'eau de Saint-Honoré. Par cette association du *soufre* et de l'*arsenic*, Saint-Honoré est unique parmi les eaux minérales de France.

Quoique ayant un peu l'odeur de l'hydrogène sulfuré, l'eau n'a pas un goût désagréable. Les enfants l'acceptent volontiers en *boisson* et la digèrent facilement ; elle a même une action stimulante de leur appétit.

Les salles d'*inhalation* (fig. 29) sont construites sur les bassins de captage des sources, de façon à ne perdre aucun gaz. Chaque salle contient deux ou trois puits au fond desquels sont placés les *appareils diviseurs d'eau* (fig. 3o). Chacun de ces appareils se compose d'une boule creuse reliée directement par une canalisation avec le bassin d'eau thermale ; de cette boule partent plusieurs tubes terminés par un orifice filiforme. L'eau arrive dans la boule sous la pression naturelle de la hauteur d'eau dans les bassins de captage (1ᵐ8o), elle sort par cet orifice capillaire, se heurte à une surface plane métal-

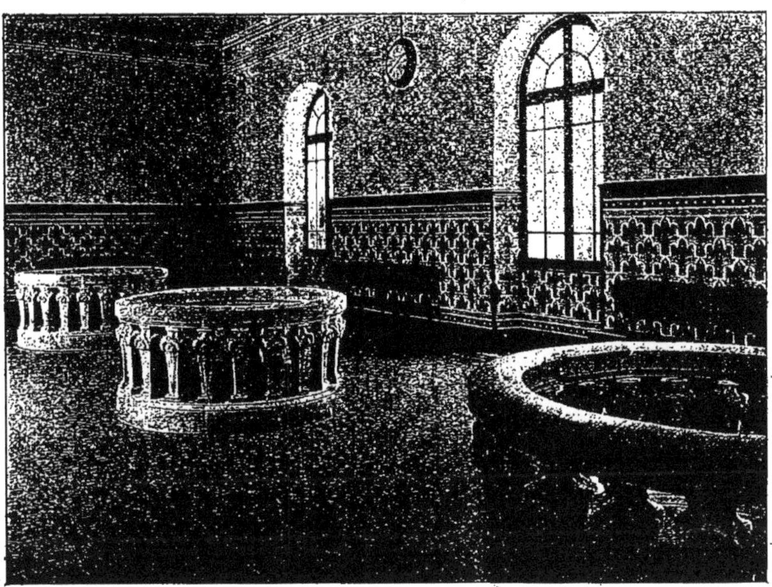

(Fig. 29). — Salle d'Inhalation

lique, située à 1 centimètre de distance et, sous l'influence de ce choc, se réduit en une nappe extrêmement mince qui permet aux gaz contenus dans l'eau de s'échapper facilement.

L'atmosphère de la salle devient aussi un mélange d'air, d'acide carbonique, d'hydrogène sulfuré, d'argon et d'hélium.

L'enfant n'a pas besoin de revêtir un costume spécial, il fait en général deux séances par jour, chacune de 5 à 1o minutes à 1 heure.

L'action *immédiate* et l'action *définitive* de ces inhalations sont comparables à celles que nous avons constatées à la suite des inhalations d'Allevard : action à la fois *sédative du système nerveux respiratoire* et *antiseptique, asséchante des sécrétions de la muqueuse de toutes les voies respiratoires ;* diminution ou même suppression de la dyspnée, de la toux, des congestions de la muqueuse et du parenchyme pul-

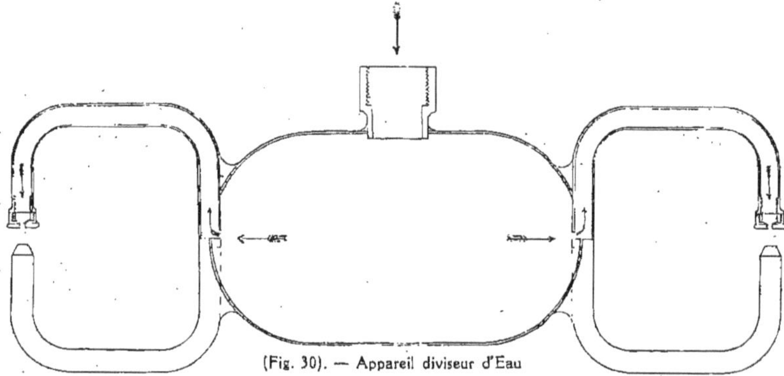

(Fig. 30). — Appareil diviseur d'Eau

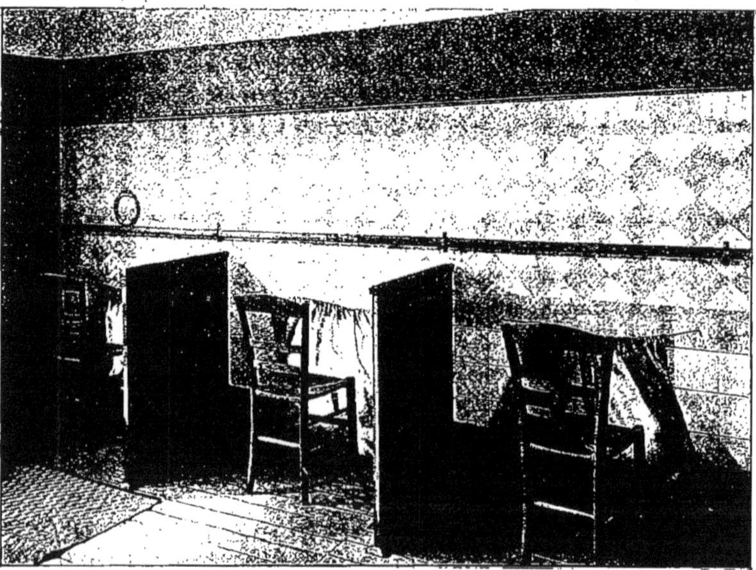

(Fig. 31). — Douche de pieds

monaire, modification de l'expectoration qui devient moins épaisse et moins purulente.

En sortant de la salle d'inhalation, le malade prend une *douche de pieds* (fig. 31) suivant une technique assez originale. Il est assis devant une cloison près d'ouvertures, à travers lesquelles il passe les membres inférieurs; de l'autre côté de ce mur est un doucheur qui projette, sur pieds et jambes, l'eau sulfureuse chaude, pendant deux

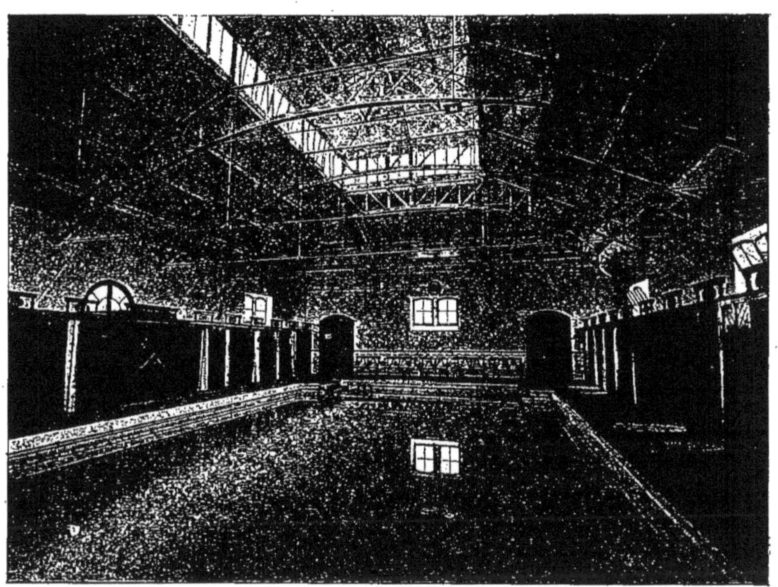

(Fig. 32). — Piscine

à trois minutes ; cette douche est répétée une ou deux fois par jour; ses effets révulsifs sont très puissants.

Une pratique intéressante de la cure chez les enfants est le *bain de piscine dans l'eau sulfureuse à eau courante* (fig. 32). La piscine présente de vastes dimensions : longueur 15 mètres, largeur 8 m. 60, elle est entièrement revêtue de carreaux de faïence; le fond est en pente douce, la hauteur d'eau va progressivement de 0 m. 60 à 1 m. 45. L'eau arrive directement de la source et se renouvelle continuellement. Ainsi alimentée d'eau courante, la piscine conserve une température constante (29°) et une composition égale de sulfuration et de gaz. Les enfants y séjournent chaque jour de 1 à 10 minutes. Les effets stimulants sur la nutrition générale sont le résultat, d'une part, des effets de tout bain frais : réaction facile, stimulation de l'appétit, augmentation de la sécrétion urinaire ; d'autre part, de l'absorption, par les voies respiratoires, des gaz (hydrogène sulfuré, azote) dont le dégagement est facilité par le battage de l'eau.

Eau sulfureuse, arsenicale, chlorurée, dont l'action générale est puissamment reconstituante, Saint-Honoré est une station de choix pour les *enfants lymphatiques, scrofuleux ; dans ses applications locales, la cure est surtout active sur les muqueuses de l'appareil respiratoire. Affections des voies respiratoires des enfants lymphatiques et scrofuleux : telle est sa spécialisation.* En sont justiciables toutes les affections chroniques des voies respiratoires chez les enfants anémiés, débilités, deprimés, depuis les susceptibilités simples aux rhumes jusqu'à la tuberculose. Son action essentiellement tonique, sans crainte de poussée ni d'hémoptysie, ses procédés d'application facilement supportés par les enfants en rendent l'emploi particulièrement utile dès le jeune âge.

II

Les Affections des voies respiratoires supérieures ou extrathoraciques, justiciables des cures thermales, sont de deux catégories :

1° Les *manifestations arthritiques* sur la muqueuse nasale et pharyngée ;

2° Les *inflammations chroniques* simples et les *infections suppurantes chroniques* du nez, du cavum et du pharynx.

1° Chez les enfants de souche arthritique, il est fréquent d'observer, du côté des premières voies aériennes, des phénomènes fluxionnaires : *coryza, laryngo-trachéite, laryngite striduleuse, rhume des foins,* qui présentent les caractères spéciaux de la *diathèse congestive* que nous avons déjà notés pour les voies aériennes inférieures : invasion brusque, intensité de réaction fébrile immédiate, disparition rapide et répétition fréquente.

Le tableau clinique du jeune arthritique respiratoire est presque toujours le même : il s'agit d'un enfant qui nous est présenté comme s'enrhumant tous les hivers, au moindre refroidissement, souvent sans motif appréciable. C'est d'emblée un *coryza* intense avec écoulement séreux abondant, éternuements répétés, rougeur des paupières : en présence de ce catarrhe oculo-nasal, fébrile et soudain, la première pensée est le début possible d'une grippe, d'une rougeole.

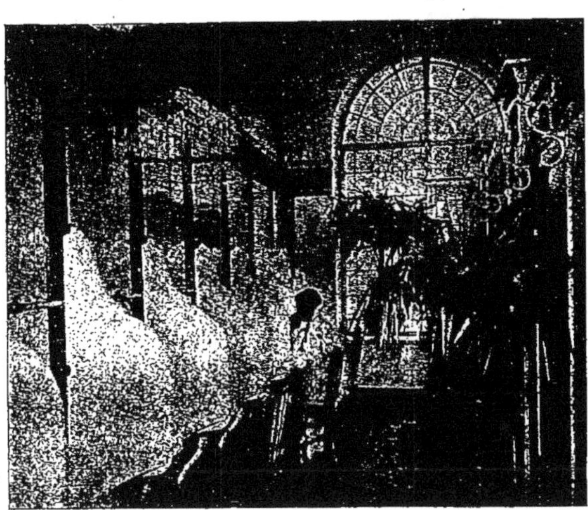

(Fig. 33). — Mont-Dore : Douche nasale gazeuse

Très rapidement, la poussée inflammatoire s'étend : l'enfant a tous les signes d'un *catarrhe naso-pharyngien*. S'il est porteur de végétations adénoïdes ou d'amygdales hypertrophiées, il présente le tableau de la *laryngite striduleuse*. *Coryza, catarrhe naso-pharyngien, laryngo-trachéite, laryngite striduleuse* ou *faux croup* se succèdent rapidement et la guérison n'est qu'une question de jours. Mais l'enfant est exposé à retomber bientôt, peut-être dès sa première sortie, surtout si elle se fait par un temps humide et froid. Voilà une des formes les plus banales et les plus fréquentes.

Ce sont les mêmes sujets qui présenteront, dans la seconde enfance ou à la puberté, des accès de *rhinite spasmodique* ou *rhume des foins*.

Cette névrose réflexe du nez revient chaque année, à date fixe, au printemps, à la date de la floraison des graminées, sous forme d'accès paroxystiques. Elle est caractérisée par des symptômes nasaux (crises

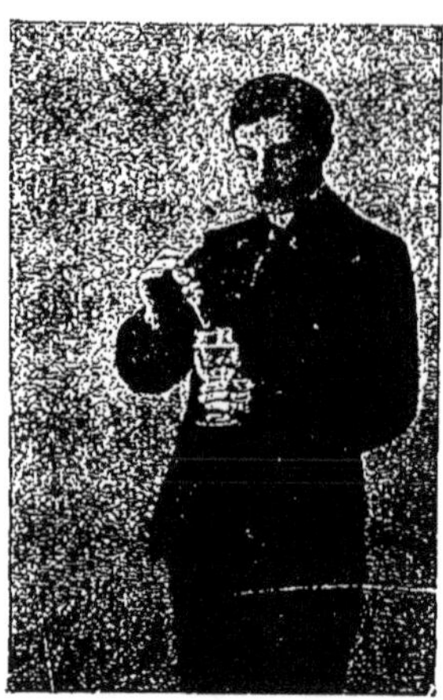

(Fig. 35)
Plonger dans le liquide la Pipette Nasale tenue entre le pouce et le médius de la main droite, et dès que le liquide remplit l'appareil, fermer l'orifice supérieur avec l'index de la même main.

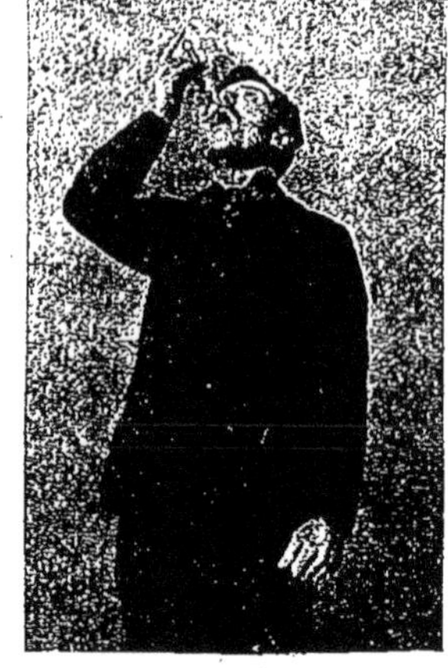

(Fig. 36)
Introduire l'extrémité inférieure dans l'une des narines ; renverser la tête en arrière et retenir la respiration comme pour un effort, en tenant la bouche ouverte pendant que l'on soulève l'index.

Pipette Nasale
Depierris

(Fig. 34)

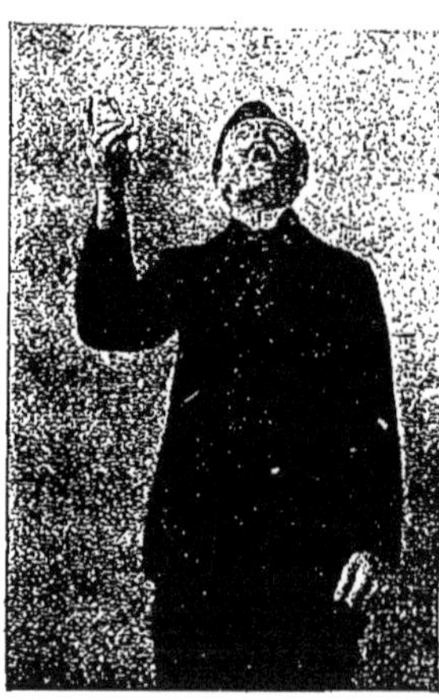

(Fig. 37)
Pendant cet arrêt respiratoire, le liquide s'écoule jusque dans l'arrière cavité des fosses nasales et la baigne aussi longtemps que dure cet arrêt ; retirer la Pipette de la narine quand tout le contenu est écoulé.

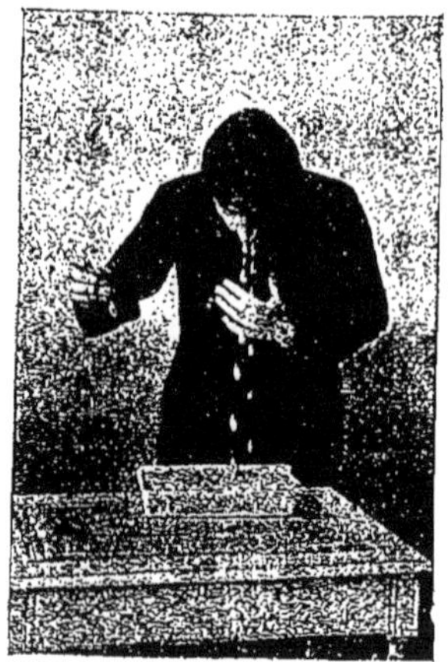

(Fig. 38)
Dès qu'on ne peut plus résister au besoin de respirer, ramener la tête en avant, au-dessus de la cuvette.

d'éternuements intenses, écoulement séreux abondant) et par des symptômes oculaires (œdème des paupières, larmoiement).

Contre ces fluxions congestives, la *cure Mont-Dorienne* anti-arthritique générale et décongestionnante des voies respiratoires, s'impose pour les mêmes raisons que nous avons exposées à propos des manifestations arthritiques des voies respiratoires inférieures.

La technique de la cure comprend les mêmes détails (boisson, inhalation, bains de pieds) que nous avons déjà passés en revue et de plus

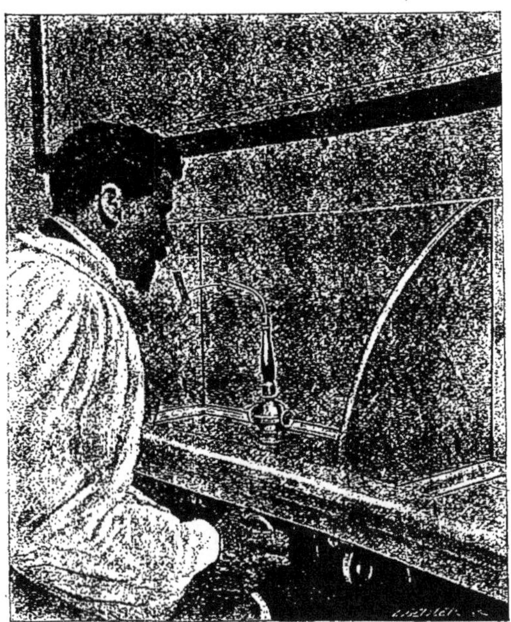

(Fig. 39). — La Bourboule : Pulvérisation à la palette

l'emploi de la *douche nasale gazeuse* (fig. 33). Cette douche nasale est pratiquée avec les gaz qui se dégagent spontanément des sources du Mont-Dore. Ces gaz sont composés, pour 100 parties, d'acide carbonique 99, d'azote 0,49, d'argon 0,01 ; ils sont captés aux sources et amenés par un conduit auquel on adapte un tuyau en caoutchouc, terminé par une olive perforée. En approchant cette olive alternativement de chaque narine, on met les gaz au contact de la muqueuse nasale ; chaque séance dure 5 à 15 minutes ; on fait une ou deux séances chaque jour.

Cette douche gazeuse produit une action anesthésiante, sédative, qui se traduit par une diminution de sensibilité, une rétraction de la muqueuse ; on l'utilise avec succès dans toutes les formes de coryza arthritique.

*
* *

2° Les *inflammations chroniques simples* et les *infections suppurantes* du *nez*, du *cavum* et du *pharynx* comprennent :

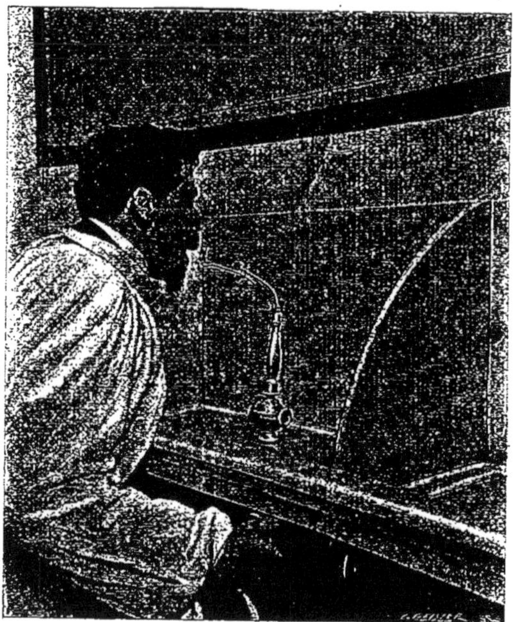

(Fig. 40). — La Bourboule . Pulvérisation au tamis

Du côté du *nez*, toutes les variétés de *coryzas chroniques* purulents ou non, y compris le plus redoutable de tous, l'*ozène* ou *punaisie*, dont le triste renom fait un objet de répulsion de ceux qui en sont atteints.

Du côté de l'*arrière-cavité* des *fosses nasales* et du *pharynx*, toutes les *pharyngites chroniques*, *végétations adénoïdes*, *hypertrophie des amygdales*, etc.

Au point de vue de la cure thermale à leur appliquer, toutes ces affections peuvent être groupées ensemble, car elles reconnaissent la *même origine*, entraînent les *mêmes conséquences*, imposent les *mêmes indications thérapeutiques*.

Leur *cause* première est presque toujours le lymphatisme, la scrofule, quelquefois la syphilis, plus rarement la tuberculose.

Leurs *conséquences* sont de deux ordres : *mécaniques* et *inflammatoires* :

La tuméfaction habituelle de la muqueuse du nez et du cavum rétrécit les voies naturelles, crée un obstacle matériel, permanent, au

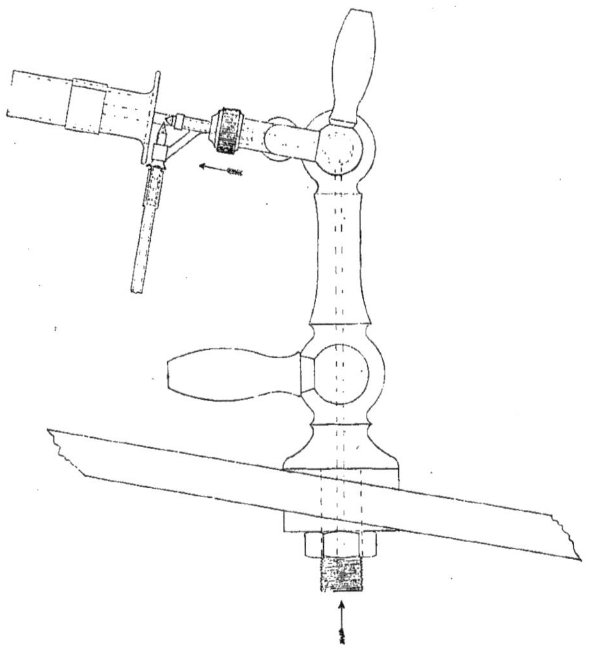

(Fig. 41). — Pulvérisation à la vapeur

passage de l'air, entraîne forcément un degré plus ou moins accentué d'*insuffisance nasale*, d'où anémie générale par oxygénation moindre, déformation du visage et du thorax par pénétration insuffisante de l'air : visage de l'adénoïdien (bouche habituellement ouverte, lèvre supérieure trop courte, nez effilé) ; déformation du thorax : étroit et déprimé.

La suppuration permanente du nez et de l'arrière-cavité des fosses nasales est une menace permanente de propagation possible de l'infection : 1° à tous les organes dont les orifices sont ouverts dans le nez et son voisinage : sinus de la face, oreille moyenne, larynx, bronches ; 2° aux ganglions, par l'appareil lymphatique : adénite cervicale ; 3° aux méninges, au cerveau, par l'intermédiaire de l'oreille moyenne ; 4° au tube digestif, par déglutition du muco-pus : colite, entérite muco-membraneuse.

Les *indications thérapeutiques* sont à la fois locales et générales : localement, il faut désinfecter le nez et le cavum, décongestionner la muqueuse, la débarrasser des colonies microbiennes, tarir ses sécrétions. Au point de vue général, il faut modifier le terrain, lymphatique, scrofuleux, cause première de l'altération de la muqueuse.

Les infections du rhino-pharynx sont extrêmement tenaces : même après toutes les interventions opératoires les mieux comprises, grattage, ablation des végétations adénoïdes, cautérisation, persistent, dans une anfractuosité de la muqueuse, de petits foyers microbiens qui tendent à pulluler au moindre refroidissement et à réinfecter toutes les cavités (Gallois).

Dans ces cas, la thérapeutique thermale sera supérieure à toute autre médication pour lutter contre la cause

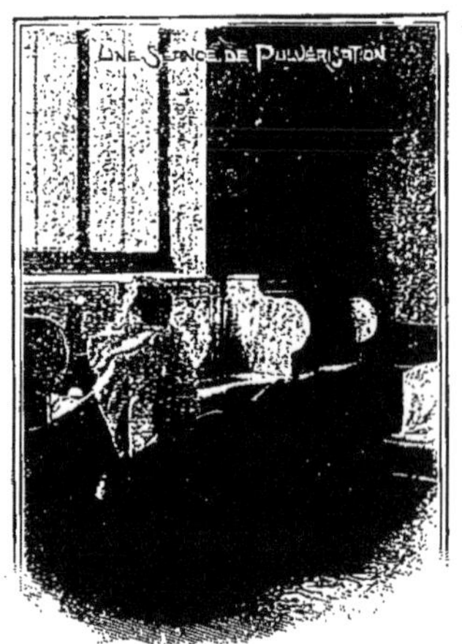

(Fig. 42)
Allevard ; Pulvérisation par aspiration de vapeur

première, scrofule ou syphilis, pour tarir la suppuration, pour modifier la muqueuse et la rendre réfractaire aux récidives.

On aura recours avec succès à plusieurs stations que nous avons déjà étudiées : *La Bourboule, Allevard, Saint-Honoré.*

Toutes les autres Eaux sulfureuses peuvent rendre service dans les cas de suppuration des voies respiratoires : *Ax, Cauterets, Eaux-Bonnes, Enghien, Marlioz, Uriage,* etc. Je distinguerai surtout *Challes* et *Luchon,* dont l'application, l'une en *boisson,* l'autre en *humage,* est particulièrement intéressante chez les enfants.

Dans ces diverses stations, la technique du traitement est très variée : elle consiste en *douche nasale liquide, bain nasal, douche pharyngée, gargarisme, pulvérisation, humage,* etc.

Pour la *douche nasale liquide*, l'eau minérale est placée dans un réservoir à une faible hauteur : par l'intermédiaire d'un tube en caoutchouc et d'une canule, elle est introduite à faible pression dans chaque narine alternativement.

On a reproché à ce procédé d'avoir occasionné parfois l'introduction du liquide dans la Trompe d'Eustache et d'avoir ainsi provoqué des otites ; aussi la douche nasale liquide est souvent remplacée par *le bain*

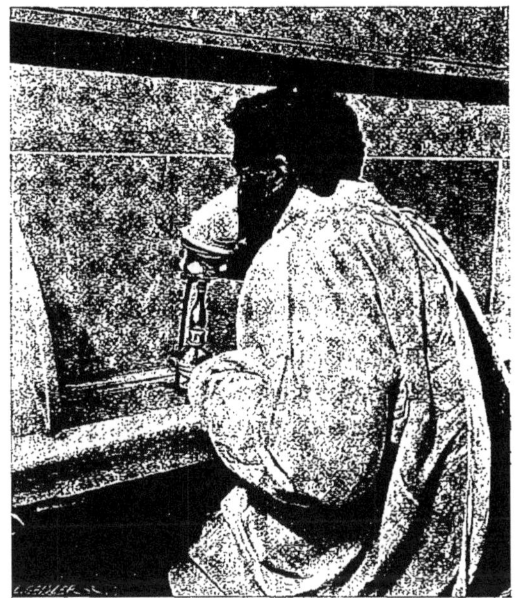

(Fig. 43). — La Bourboule : Humage

nasal à l'aide de la *Pipette nasale de Depierris* (fig. 34, 35, 36, 37, 38) ; l'eau pénètre ainsi sans aucune pression dans les fosses nasales.

La douche nasale et le bain nasal sont employés pour nettoyer, désinfecter, aseptiser les fosses nasales et le pharynx, les débarrasser des sécrétions, panser la muqueuse, dans tous les cas de coryza suppurant, surtout de coryza atrophique ou ozène.

Dans la *douche pharyngée*, un jet d'eau chaude, rendu filiforme par son passage à travers une canule spéciale, est dirigé sur les amygdales pour y produire les effets d'un léger massage.

La *pulvérisation* est obtenue par un jet d'eau qui projeté avec pression sur une palette se divise à l'infini *(pulvérisation à la palette)* (fig. 39) ou l'eau est projetée avec pression à travers les mailles d'un tamis fin *(pulvérisation au tamis)* [fig. 40].

La pulvérisation peut encore être réalisée par l'*aspiration d'un jet de vapeur* (fig. 41, 42) : deux tubes de verre, terminés par un orifice capillaire, sont perpendiculaires l'un à l'autre, l'un horizontal (donnant passage à la vapeur), l'autre vertical (plongeant dans l'eau à pulvériser); leurs orifices capillaires sont accolés l'un à l'autre. La vapeur d'eau arrive par le tube horizontal et, en passant au-dessus de l'orifice capillaire du tube vertical, fait le vide dans ce dernier. Le liquide contenu dans le tube vertical est aspiré et entraîné avec la vapeur, sous forme d'une buée très fine.

Le *humage* est un procédé d'inhalation individuelle. A La Bourboule (fig. 43), il est pratiqué avec l'eau pulvérisée, à 4 kilogr. de pression; l'eau est amenée avec cette pression que l'on peut graduer à volonté; chaque appareil est recouvert d'une coupe en porcelaine contre laquelle le jet vient se briser; chaque malade a sa coupe personnelle.

CHALLES

Dans toutes les inflammations suppurantes, chroniques du nez et de l'arrière-cavité des fosses nasales, la cure sulfureuse sodique de Challes mérite d'être placée au premier rang et cela pour plusieurs motifs.

1° L'eau de Challes est *l'eau sulfureuse sodique la plus riche en soufre connue.*

Le tableau ci-joint du Prof. Garrigou permet de s'en rendre compte au premier coup d'œil :

	Soufre		Monosu'fure de sodium
Challes (Willm)	0 gr. 2127	équivalant à. . .	0 gr. 513
Saint-Boès	0 gr. 0533	— . . .	0 gr. 130
Gamarde	0 gr. 0508	— . . .	0 gr. 124
Enghien	0 gr. 0434	—	0 gr. 106
Cadéac.	0 gr. 0320	— . . .	0 gr. 078
Luchon (Bayen)	0 gr. 0291	— . . .	0 gr. 071
Barèges (Tambour) . . .	0 gr. 0164	— . . .	0 gr. 040
Ax (Viguerie)	0 gr. 0098	— . . .	0 gr 024
Eaux-Bonnes (Vieille) . .	0 gr. 0086	— . . .	0 gr. 021
Cauterets (César)	0 gr. 0077	— . . .	0 gr. 019

Cette eau froide (10 degrés) est encore remarquable par l'association au soufre du bicarbonate de soude (1 gramme), du chlorure de sodium (0 gr. 15), du bromure et de l'iode.

La minéralisation totale est de 1 gr. 34, dont les principaux éléments sont, en outre du soufre :

Bicarbonate de soude.	1 gr.
Chlorure de sodium	0 gr. 15
Bromure de sodium	0 gr. 0037
Iodure de sodium	0 gr. 0123

2° Malgré sa forte minéralisation sulfureuse, l'eau de Challes jouit du privilège d'être bien tolérée en *boisson*, surtout par les enfants. La dose quotidienne, à partir de 6 à 8 ans, est de 300 à 600 grammes.

La boisson est l'élément le plus important de la cure ; quelle qu'en soit l'explication, attribuée à l'association au soufre du bicarbonate de soude (1 gr.) et du chlorure de sodium (0,15), la tolérance de l'eau par les voies digestives est surprenante. C'est là un fait exceptionnel pour les eaux sulfureuses. Elle n'occasionne aucun trouble digestif, son absorption paraît très facile, même chez les petits dyspeptiques habituels. J'en ai connu dont l'appétit augmentait à mesure qu'on augmentait la dose de l'eau.

En outre de là boisson qui est, je le répète à dessein, la partie essentielle de la médication de Challes, l'eau est aussi employée en applications locales variées sur la muqueuse du nez, du pharynx, des amygdales : *irrigation nasale, pulvérisation, gargarisme.*

L'*inhalation froide* est réalisée par un procédé analogue à celui d'Allevard. L'eau, projetée avec une pression de dix mètres à deux mètres de hauteur, contre une capsule métallique, se brise en fines gouttelettes. Mis au contact de l'oxygène et de l'acide carbonique de l'air, le sulfhydrate se décompose et laisse dégager du gaz hydrogène sulfuré.

3° On conçoit que l'absorption en boisson d'une eau si richement minéralisée détermine une action générale *reconstituante et tonique ;* mais ce qui est plus remarquable et moins prévu, c'est qu'elle ne détermine qu'une excitation et une stimulation légères. La cure est parfaitement supportée par les organismes les plus délicats, et en particulier par les enfants ; tout en réalisant une médication sulfureuse forte, il n'y a à redouter dans son emploi ni fièvre, ni poussée thermale, ce qui prouve, soit dit en passant, que l'on ne peut pas établir un rapport proportionnel entre le degré de sulfuration d'une eau sulfureuse et un degré d'excitation.

Eau sulfureuse sodique forte, facilement tolérée en boisson, produisant une action générale éminemment tonique et une excitation modérée, voilà un ensemble bien rare qui fait de Challes une *station sulfureuse de choix* pour les enfants ; elle l'est d'autant plus qu'elle permet de leur faire absorber une dose élevée de soufre et que ses effets locaux sont surtout manifestes sur les *premières voies aériennes.*

Quand une eau sulfureuse est prise en boisson, on sait que son principe sulfureux subit dans l'organisme une série de transformations qui aboutissent au dégagement d'hydrogène sulfuré ; que cet hydrogène sulfuré, absorbé par le sang, est éliminé, en majeure partie, par la muqueuse respiratoire. A priori, on peut penser que l'eau de Challes, si riche en soufre, doit donner lieu à un abondant dégagement d'hydrogène sulfuré, et que ce dernier, s'éliminant surtout par les voies respiratoires, l'action de la cure de Challes doit surtout se faire sentir sur les organes de la respiration. C'est ce que l'expérience clinique a toujours démontré, avec cette particularité que le maximum de ces effets est surtout manifeste sur les premières voies aériennes.

Aussi l'indication majeure de Challes se pose chaque fois qu'il s'agit de tarir des suppurations du nez, du pharynx, développées sous l'influence du *lymphatisme, de la scrofule* : dans tous les coryzas sécrétants, pharyngites chroniques, végétations adénoïdes, etc.; l'*ozène* vrai mérite une mention spéciale, il est amélioré à Challes plus que par tout autre traitement, plusieurs cures peuvent même amener la guérison.

Challes est ainsi la station sulfureuse type dans tous les cas qui relèvent de ce qu'on pourrait appeler la *scrofule du fond du nez*. Il faut y joindre les affections du même siège et d'origine spécifique, Challes est une des eaux sulfureuses les plus puissantes pour seconder le traitement mercuriel. C'est une station de choix pour les *syphilitiques héréditaires*, aussi doit-on en rechercher l'emploi dans nombre d'états chroniques du naso-pharynx, mélange de syphilis et de lymphatisme répondant à ce que Ricord appelait « scrofulate de vérole ».

LUCHON

Luchon est situé dans le département de la Haute-Garonne, au centre des Pyrénées, dans une superbe vallée, près de la frontière d'Espagne. C'est une des stations françaises les plus luxueuses et les plus prospères ; 52 sources donnent un débit de 500.000 litres d'eau *sulfureuse sodique, chaude.* La minéralisation totale est de 0,25 par litre : le soufre, calculé en monosulfure de sodium, varie suivant les sources de 0 gr. 007 milligr. à 0 gr. 07. Des applications multiples des eaux de Luchon, je ne veux ici en retenir qu'une : toutes les sources dégagent spontanément des vapeurs chaudes contenant de l'hydrogène sulfuré et du soufre à l'état naissant, et plusieurs en grande abondance : *Bordeu, Richard, Reine, Grotte ;* c'est sur cette propriété qu'est basé le *Humage,* application spéciale de Luchon aux voies respiratoires.

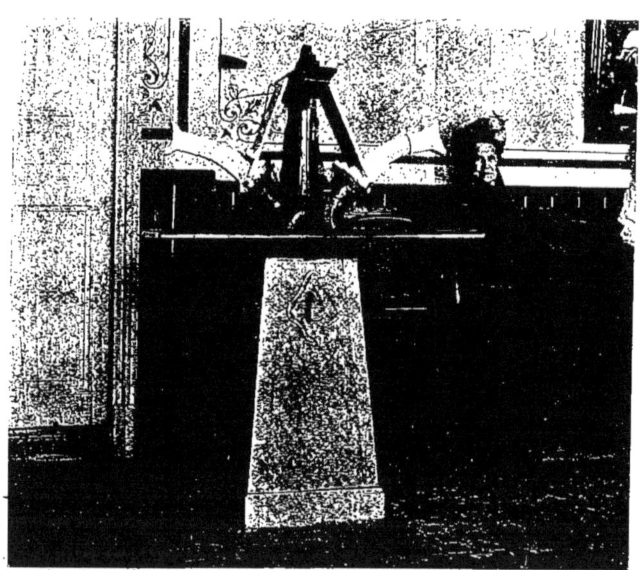

(Fig. 44). — Appareil de Humage

Le professeur Moissan a trouvé du *soufre en solution* dans l'eau de la *Grotte*, et la vapeur sortant des tubes de humage de cette source contient de la *vapeur de soufre*.

Le *Humage* de Luchon est l'*inhalation des vapeurs chaudes, riches en hydrogène sulfuré, qui se dégagent* spontanément *des sources Richard, Reine, Grotte et Blanche*. Les eaux sont amenées directement des griffons dans le sous-sol de l'Etablissement, où elles traversent de petits bassins sans y séjourner ; au-dessus de chaque bassin est placée une cheminée d'appel, en marbre, allant jusqu'au premier

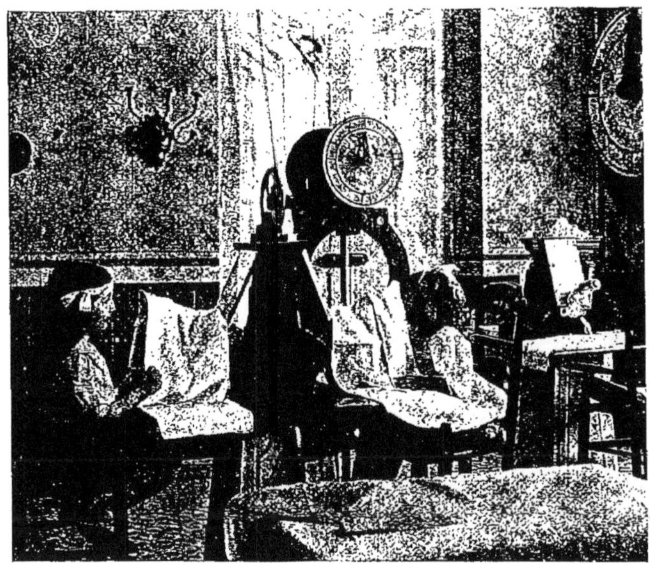

(Fig. 45). — Séance de Humage

étage et se terminant par un embout en porcelaine mobile ; les vapeurs montent naturellement dans cette cheminée par suite de leur température élevée, et s'échappent par l'embout en porcelaine mobile : chaque malade a son embout personnel (fig. 44).

Pour faire un humage, on n'a pas besoin de revêtir un costume spécial : on s'assied, la bouche au niveau et à petite distance de l'embout, et on respire la vapeur qui s'en dégage, sans efforts, soit par la bouche, soit par le nez (fig. 45).

Suivant la source choisie, la température des vapeurs humées varie de 30° à 45° et leur teneur en hydrogène sulfuré oscille entre 10 et 50 milligrammes par mètre cube de vapeur, pendant chaque séance de humage : chaque séance dure de 10 à 20 minutes.

L'introduction, dans les voies respiratoires, des vapeurs sulfureuses de Luchon (hydrogène sulfuré, vapeur de soufre) produit : d'une part, une action *directe, topique,* due au dépôt de soufre à l'état naissant sur toutes les anfractuosités de la muqueuse, depuis le nez jusqu'aux derniers canaux bronchiques ; d'autre part, une action

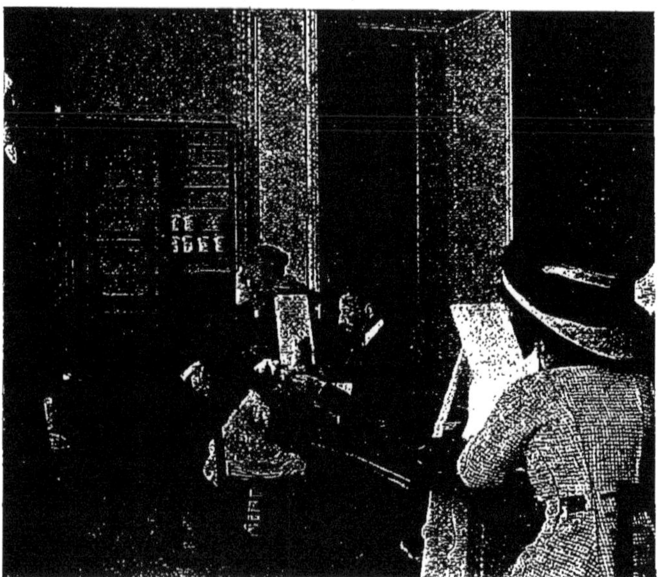

(Fig. 46). — Insufflation des Vapeurs sulfureuses dans la trompe

générale par absorption du soufre ; action locale, *antiseptique,* décongestionnante, cicatrisante ; action générale « remontement général de l'organisme » de Bordeu, prouvé dans les temps modernes par les recherches de M. Labbé. Examinant le sang de sujets soumis exclusivement aux humages de Luchon, il a constaté, qu'après le humage, l'*activité de réduction de l'oxyhémoglobine est augmentée,* elle passe de 0 gr. 65 à 0 gr. 87 avant le humage ; à 1,08 et 1,18 après le humage.

De plus, l'augmentation de la quantité d'oxyhémoglobine a été constatée dans les cas d'anémie après une série de humages : ce qui tend à prouver que les vapeurs sulfureuses aident à la formation de l'hémoglobine en mettant à la disposition de l'économie le soufre qui marche parallèlement au fer dans la constitution de l'hémoglobine.

Depuis la mise en œuvre du humage, les enfants porteurs d'*affections suppurantes des voies respiratoires* viennent de plus en plus nombreux à Luchon : il est remarquable de voir combien rapidement leurs muqueuses du nez et du cavum se transforment sous l'influence de ce mode de traitement : sous l'influence du humage, la muqueuse respiratoire se décongestionne, se nettoie, s'aseptise et devient pour un temps, plus réfractaire aux congestions et infections ; elle se fortifie si bien que le lymphatique qui, l'hiver, s'enrhumait au moindre refroidissement, ne s'enrhume plus l'hiver qui suit sa cure.

Toutes les affections suppurantes des voies respiratoires supérieures et inférieures sont ainsi heureusement influencées ; *coryza purulent*, même l'*ozène*, *catarrhe naso-pharyngien*, etc.

Quand l'infection chronique du rhino-pharynx gagne la trompe d'Eustache, un péril nouveau menace : le *catarrhe tubaire subaigu ou chronique*, que l'on retrouve 90 fois sur 100 au début des cas de surdité définitive (Lermoyez). Dans ces cas, Luchon sera la cure de choix, car le humage et l'*insufflation des vapeurs sulfureuses chaudes dans la trompe et la caisse* y constituent un traitement très spécial.

Les vapeurs sulfureuses chaudes, qui se dégagent spontanément de la Grotte, sont captées sur l'embout de l'appareil à humage, puis elles sont introduites, à l'aide d'une soufflerie, après le cathétérisme, dans la trompe d'Eustache, pendant deux à trois minutes à chaque séance (fig. 46). Sous leur influence, la muqueuse enflammée de la trompe et de la caisse subit la même action décongestionnante et antiseptique que les autres muqueuses aériennes sous l'influence du humage : ainsi sont améliorés et guéris les *catarrhes tubaires subaigus ou chroniques*, les *otites moyennes catarrhales à répétition*, si souvent le point de départ de surdités futures, quand elles sont méconnues ; aussi a-t-on pu dire très justement que les humages de Luchon enrayent et guérissent les débuts de surdité quand leur point de départ est la propagation à l'appareil tubo-tympanique de l'inflammation subaiguë ou chronique du rhino-pharynx.

***

Les cures Hydrominérales Françaises offrent ainsi les ressources les plus efficaces et les plus variées dans le traitement des Maladies des Voies Respiratoires des enfants, et le choix à faire entre les diverses Stations, peut se résumer dans le Tableau suivant :

CHOIX DE LA STATION

I. — VOIES RESPIRATOIRES INFÉRIEURES OU INTRA-THORACIQUES :
Bronches, Poumons, Plèvres

1° *Manifestations arthritiques.*
　　Bronchite, Congestion pulmonaire, Asthme.　.　**Mont-Dore.**

2° *Tuberculose pulmonaire.*

　　A. Suspect, prédisposé, prétuberculeux :
　　　　a) Type lymphatique, chloro-anémique.　.　**La Bourboule.**
　　　　b) Type congestif, arthritique héréditaire.　**Mont-Dore.**

　　B. Tuberculeux confirmé :
　　　　a) Congestion parenchymateuse chronique
　　　　　　ou pleurésie sèche, bien localisée, bon
　　　　　　état général. . . . . **Mont-Dore.**
　　　　b) Même minimum de lésions locales et
　　　　　　prédominance d'état général, anémie,
　　　　　　grand amaigrissement, sans fièvre :
　　　　　　　　La Bourboule, *Allevard,*　*Saint-Honoré.*
　　　　c) Localisation bronchitique : **Allevard,**　**Saint-Honoré.**

3° *Reliquats d'infections broncho-pulmonaires aiguës :*
Convalescence de : broncho-pneumonie, bronchite capillaire, pneumonie, pleurésie, rougeole, coqueluche. Bronchite chronique. Dilatation des bronches. Adénopathie trachéo-bronchique non tuberculeuse.

Quand l'indication principale est :

    a) De produire un effet sédatif, antispasmodique sur le système nerveux respiratoire ; ou de rétablir la perméabilité du parenchyme pulmonaire, congestionné chroniquement ; ou d'assouplir des adhérences pleuro-corticales. . . **Mont-Dore.**

    b) De faire un traitement général reconstituant. . . . . **La Bourboule.**

    c) D'agir sur les fibres musculaires lisses ou de tarir des sécrétions persistantes. *Sulfureux : Eaux-Bonnes, Cauterets, Luchon, Ax, Marlioz, Enghien, Amélie,* **Allevard, Saint-Honoré.**

II. — Voies respiratoires supérieures ou extra-thoraciques :
Nez, Cavum, Pharynx

1° *Manifestations arthritiques.*
    Rhinite congestive, Laryngite striduleuse, Rhume des foins. . . . . **Mont-Dore.**

2° *Inflammations chroniques simples et infections suppurantes chroniques du nez, du cavum, du pharynx.*
Coryzas, Ozène, Rhino-pharyngite, Végétations adénoïdes, Hypertrophie des amygdales, etc.
La Bourboule, Allevard, St-Honoré, Uriage, Cauterets, Eaux-Bonnes, Ax, Marlioz, Enghien, **Challes, Luchon.**

TABLE DES MATIÈRES